AF306231

DE LA

CYPHOSE ANGULAIRE SACRO-VERTÉBRALE

DE LA

CYPHOSE ANGULAIRE

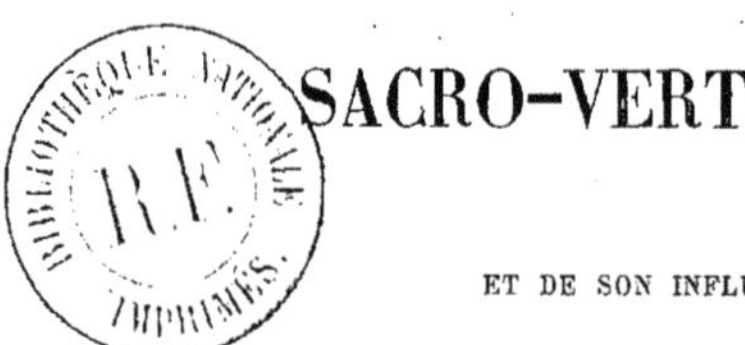

SACRO-VERTÉBRALE

ET DE SON INFLUENCE

SUR LA GROSSESSE ET L'ACCOUCHEMENT

PAR

Le Dr HENRY DIDIER

INTERNE DES HÔPITAUX
ANCIEN AIDE MAJOR AU 65ᵉ RÉGIMENT DE LIGNE

NANCY

IMPRIMERIE BERGER-LEVRAULT ET Cⁱᵉ

11, RUE JEAN-LAMOUR, 11

1874

AVANT-PROPOS

Durant le cours d'accouchement qu'il professa cet hiver à la Faculté de Nancy, notre savant Maître, M. Herrgott, fit passer sous nos yeux un bassin qu'il avait emprunté à la collection particulière de M. le professeur Stoltz, et appela notre attention sur la déformation bien peu connue encore que présentait ce bassin.

J'eus le désir d'étudier de près la nouvelle cause de dystocie qui nous était signalée et je résolus même d'en faire le sujet d'un travail particulier. Je communiquai mon projet à notre vénéré doyen, M. Stoltz, près duquel j'avais rempli pendant quelque temps les fonctions d'interne et dont j'avais reçu en maintes circonstances des marques d'intérêt toutes particulières. Cette fois encore sa parfaite obligeance ne me fit point défaut; il s'empressa de me confier cette pièce si intéressante, et, guidé par les indications qu'il voulut bien me donner, je me suis mis à l'œuvre.

C'est cette étude encore bien incomplète que je viens aujourd'hui présenter à mes juges comme thèse inaugurale, — et à mes maîtres comme un faible témoignage de ma gratitude.

Le sens littéral de l'observation allemande m'a été fourni par M. le docteur Marchal, chef de la Clinique obstétricale. Je saisis ici l'occasion de l'en remercier et de lui dire combien je suis touché de la bienveillance qu'il n'a cessé de me témoigner.

Quant aux planches qui se trouvent à la fin du texte, elles ont trait à la description du bassin de M. le professeur Stoltz et ont été dessinées d'après nature. Je regrette que le lithographe, probablement peu versé dans l'étude de l'anatomie, soit resté au-dessous de sa tâche et n'ait pu arriver à la précision et au fini que je réclamais de lui dans la reproduction de mes dessins.

CYPHOSE ANGULAIRE SACRO-VERTÉBRALE

ET DE SON INFLUENCE

SUR LA GROSSESSE ET L'ACCOUCHEMENT

Considérations générales

Les causes de dystocie provenant du système osseux peuvent être divisées, quant à leur siége, en deux classes bien distinctes.

La première classe est celle qui a le plus occupé les accoucheurs de toutes les époques ; elle comprend les obstacles qui dépendent essentiellement des vices de conformation du bassin lui-même résultant de diverses altérations ou lésions telles que le rachitisme, l'ostéomalacie, les cals difformes, etc.

Dans la seconde catégorie, on range les obstacles apportés à l'accouchement par les parties osseuses voisines déviées de leur position naturelle. Parmi ces obstacles, la déviation en avant de la colonne vertébrale a principalement, depuis quelques années, fixé l'attention des accoucheurs.

Avant d'aller plus loin, disons que ce genre de déviation peut se produire par deux mécanismes tout différents, dont il est nécessaire de bien établir la distinction.

En premier lieu, la colonne vertébrale peut se déplacer d'arrière en avant par glissement de la totalité du rachis sur la base du sacrum, déplacement qui constitue la lésion mise au jour et si bien décrite par le professeur Kilian, de Bonn, sous le nom de *spondylolisthésis*.

En second lieu, le rachis peut s'infléchir en avant par un simple mouvement de bascule, par suite de la disparition d'un ou de plusieurs corps vertébraux. Il en résulte une *cyphose* dont les effets varieront naturellement selon le point qu'occupera le sommet de l'angle cyphotique.

Parmi les auteurs qui ont fait mention de ces vices de conformation, les uns ont suivi la voie tracée par Kilian ; les autres se sont attachés à démontrer l'influence de la cyphose sur la conformation du bassin et, partant, sur l'accouchement. Ceux qui jusqu'ici ont étudié la cyphose par carie au point de vue obstétrical, ont surtout appelé l'attention sur les *déformations pelviennes* consécutives à ce genre de déviation. Mais ces déformations ne sont pas une conséquence obligée, nécessaire de la cyphose ; ce ne sont que des effets secondaires , dont la production est complétement subordonnée à certaines conditions d'âge et de structure.

Il est un point de vue qui, selon nous, est resté presque complétement dans l'ombre : nous voulons parler de la projection en avant de la colonne rachidienne *tout entière (cyphose sacro-vertébrale)*, projection consécutive à la disparition par carie du corps de la cinquième vertèbre lombaire, soit isolément, soit concurremment avec celle d'autres corps vertébraux de la même région.

Cette lésion aura toujours pour effet plus ou moins immédiat l'obstruction du détroit supérieur par la colonne osseuse antéfléchie et par suite le bassin présentera un aspect tout particulier qui justifie parfaitement la dénomination de *pelvis obtecta* sous laquelle Kilian a parfois désigné ses bassins à spondylolisthésis. En ce cas, la cause de la dystocie ne siégera plus uniquement dans tel ou tel rétrécissement de la *cavité pelvienne* ou du *détroit inférieur*, mais l'obstacle principal consistera dans l'inclinaison du rachis couché tout entier sur l'entrée du bassin et amenant la difficulté sinon l'impossibilité de l'engagement du produit de la conception.

Voilà ce qui, jusqu'à présent, semble avoir échappé à l'attention de la plupart des auteurs, et notre travail a pour but d'éclairer ce point encore obscur de l'obstétricie. Nous n'avons point la prétention d'offrir, comme van Deventer un « *novum lumen obstetricantibus* ». Notre but est assurément beaucoup plus modeste; nous voulons simplement poser un premier jalon destiné à guider les recherches futures qui pourront être entreprises dans cette même direction, dès que l'attention des accoucheurs aura été attirée sur ce sujet intéressant.

Nous commencerons par décrire le bassin qui nous a suggéré l'idée de notre travail, et nous ferons suivre cette description de quelques observations d'accouchement impossible, par suite d'une difformité analogue à celle que nous aurons décrite; nous comparerons ensuite les différentes espèces de cyphoses rachidiennes et leur effet sur la grossesse et sur l'accouchement; nous terminerons par quelques généralités historiques et critiques.

OBSERVATION I

**Cyphose angulaire sacro-vertébrale par suite de disparition du corps
de la dernière vertèbre lombaire.**

Le bassin que nous allons décrire provient de la collection particulière
de M. Stoltz, qui malheureusement n'a pu se procurer aucun détail relatif
à cette pièce si intéressante. Nous nous bornerons donc à en tracer simplement les caractères anatomiques, et nous nous efforcerons, par une étude
approfondie, de suppléer, dans la limite du possible, au manque absolu de
renseignements.

Nous considérerons dans cette étude :

1° Le *bassin* en général y compris les vertèbres demeurées en place ;

2° Les *os* en particulier, c'est-à-dire :

Les vertèbres ;

Le sacrum ;

Les os innominés.

1° *Bassin en général.*

On peut se demander, tout d'abord, à quel sexe appartenait l'individu
porteur de ce bassin ; mais le premier coup d'œil suffit pour se convaincre
que l'on a véritablement affaire à un bassin de femme ; en effet, la forme
triangulaire des trous obturateurs, l'écartement considérable des branches
du pubis, ainsi que la façon dont s'arrondit le sommet de l'arcade pubienne, enfin le renversement en dehors des branches descendantes du
pubis et ascendantes de l'ischion, ne laissent aucun doute à cet égard.

Les dimensions sont, en général, celles d'un bassin de femme adulte, et
il est même probable que celle qui l'a fourni avait atteint à un assez âge
avancé ; toute trace de la soudure des différentes pièces de l'os iliaque a
disparu, et l'on observe que les fosses iliaques présentent, dans leur milieu,
un amincissement notable que l'on ne peut attribuer au rachitisme.

En le soulevant, on lui trouve tout d'abord une légèreté anormale qui rappelle celle des os ostéoporositiques : son poids total est de 365 grammes, dont il faut déduire celui des trois dernières lombaires pesées en même temps (1).

Si l'on examine le bassin par sa partie antérieure et si on le suppose placé dans la direction qu'il occupe sur le vivant, on remarque sur-le-champ que la colonne vertébrale tout entière est fortement penchée en avant et forme avec le sacrum un angle cyphotique des plus marqués.

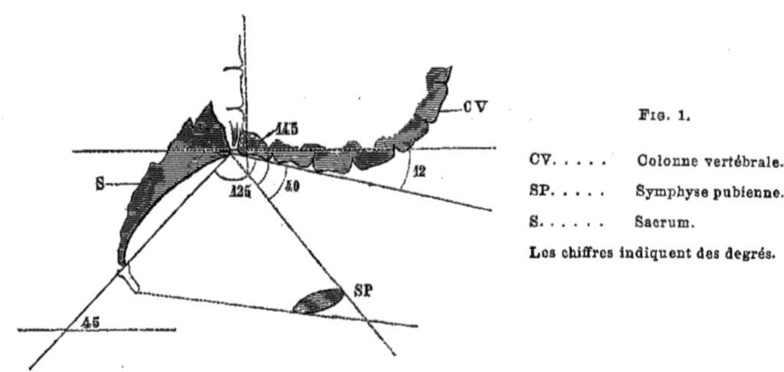

Fig. 1.

CV. . . . . Colonne vertébrale.
SP. . . . . Symphyse pubienne.
S. . . . . . Sacrum.
Les chiffres indiquent des degrés.

Au lieu de l'angle *saillant* normal formé par la dernière vertèbre lombaire et la première sacrée et dont les côtés se rencontrent en avant et à l'intérieur du bassin, il existe un angle *rentrant* dont les côtés se rencontrent en arrière et à l'extérieur : cet angle mesure environ 125°. Des deux côtés qui le constituent, le supérieur, formé par la face antérieure du tronçon de colonne vertébrale, affecte une direction un peu oblique de haut en bas et d'arrière en avant, de sorte qu'il s'écarte de l'horizontale sous un angle approximatif de 10 à 12 degrés. L'inférieur est constitué par la face antérieure du sacrum et vient rencontrer l'horizon sous un angle d'environ 45°.

---

(1) Le poids d'un bassin desséché étant de 500 à 600 grammes à l'état normal, on voit que le nôtre a perdu près de la moitié de son poids. Cette légèreté extraordinaire est très-probablement le résultat de la vieillesse.

L'écartement normal entre le plan du détroit supérieur et le rachis dans la station verticale, s'évalue ordinairement à 145 degrés; ici cet écartement a subi une énorme diminution et ne compte plus que 40 degrés. Nous examinerons, dans un instant, quelles en sont les conséquences immédiates.

Si le bassin est tenu un peu moins incliné, l'œil de l'observateur parcourt aisément toute la longueur du canal vertébral, à l'extrémité duquel il aperçoit une faible partie de l'apophyse articulaire gauche de la première vertèbre sacrée. La forme du grand bassin semble, du reste, s'écarter très-peu de la forme ordinaire, ainsi que le prouvent les dimensions suivantes comparées à celles d'un bassin normal.

		BASSIN NORMAL.
Distance d'une épine iliaque antérieure et supérieure à celle du côté opposé (diamètre transverse antérieur)	24°,0	23°,0
Distance entre le point le plus élevé des crêtes iliaques (diamètre transverse postérieur).	26 ,0	26 ,0
Distance entre les épines iliaques postérieures et supérieures. . .	8 .25	»
Distance d'une épine iliaque antérieure et supérieure à l'épine iliaque postérieure et supérieure du même côté.	15 ,5	»
Circonférence de la ligne innominée	40 ,0	40 ,0

DÉTROIT SUPÉRIEUR.

Diamètre antéro-postérieur.		11 ,0	11 ,0
— transverse.		13 ,5	13 ,5
— diagonal. . . .	gauche.	12 ,5	12 ,5
	droit	13 ,5	
— sacro-cotyloïdien	gauche	9 ,0	9 ,0
	droit	9 ,5	
Distance de la symphyse pubienne à là symphyse iléo-sacrée	à gauche.	13 ,5	
	à droite .	12 ,5	

Toutes ces dimensions, comme on le voit, se rapprochent sensiblement de la norme; toutefois, en examinant attentivement la configuration du détroit supérieur, il semble que la courbe formée par la moitié gauche de la ligne innominée possède un rayon plus court que celle formée par la moitié droite, et qu'en outre le sommet de cette courbe se trouve situé plus en arrière, à gauche, qu'à droite, de sorte qu'à première vue la forme du détroit supérieur paraît légèrement asymétrique. Les deux moitiés de la ligne innominée, mesurées séparément, ne fournissent cependant qu'une différence de quelques millimètres à peine en faveur de la moitié gauche; d'un autre côté, les deux moitiés du sacrum sont également symétriques à ce niveau : largeur totale, 12 centimètres; 6 pour la moitié droite et 6 pour la moitié gauche. Mais les deux diamètres diagonaux sont inégaux, celui de droite dépasse l'autre de 1 centimètre; de même le sacro-cotyloïdien droit mesure 5 millimètres de plus que son congénère du côté opposé. L'asymétrie est donc bien réelle et les mesures viennent confirmer ce que l'œil avait constaté tout d'abord. En voici la figure schématique :

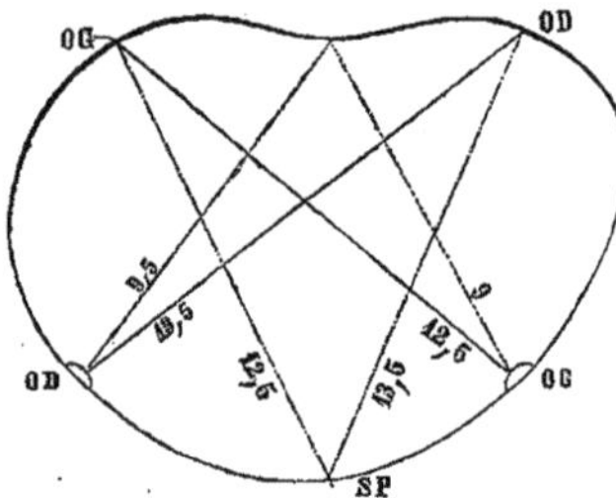

FIG. 2.

OG. . . .   Oblique gauche.
OD . . .   Oblique droite.
SP. . . .   Symphyse pubienne.
Les chiffres indiquent des longueurs
en centimètres.

Mais il est un point beaucoup plus important sur lequel nous voulons attirer l'attention. Le diamètre sacro-pubien mesure, comme nous l'avons vu, 11 centimètres; on serait donc tenté de croire que la tête du fœtus à terme aurait pu s'engager sans difficulté : il n'en est rien. Par suite de l'inclinaison en avant de la colonne vertébrale, on ne peut plus considérer, comme diamètre antéro-postérieur, la distance de la symphyse pubienne à l'angle sacro-vertébral qui d'ailleurs n'existe plus ici. Le véritable diamètre antéro-postérieur se rend de la symphyse pubienne au point de la colonne vertébrale qui en est le plus rapproché. Or, dans notre bassin cette colonne n'est distante de la symphyse que de 7 centimètres, et c'est là la longueur du diamètre droit réel; ce diamètre a donc subi un raccourcissement de 4 centimètres. Voilà ce qu'il importe de considérer et ce dont plus tard nous parlerons d'une manière spéciale. D'ailleurs un simple coup d'œil jeté sur la figure ci-dessous suffira pour vérifier notre assertion. L'examen de

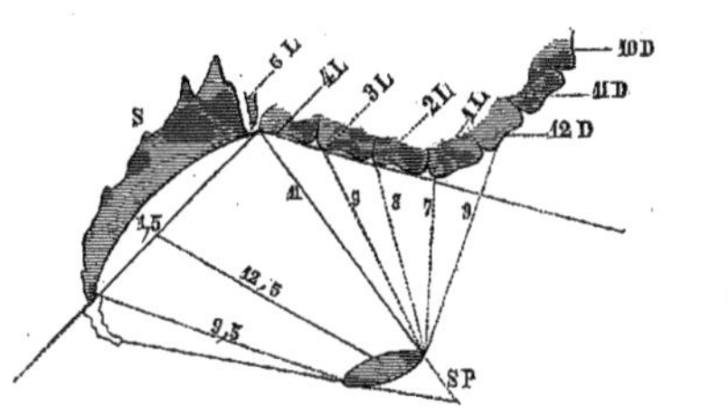

Fig. 3.

S . . . . Sacrum.

1L, 2L, 3L, 4L, 5L. 1re, 2e, 3e, 4e, 5e lombaires.

10D, 11D, 12D. . . 10e, 11e, 12e dorsales.

SP . . . . Symphyse pubienne.

Les chiffres indiquent des longueurs en centimètres.

la cavité pelvienne ne révèle pas de changement notable dans la conformation de ce canal osseux. Nous plaçons en regard les dimensions ordinaires et celles que nous avons trouvées sur ce bassin après les avoir mesurées avec le plus grand soin.

1° PARTIE LA PLUS LARGE DE L'EXCAVATION.

		NORMALE.
Diamètre antéro-postérieur.	125mm,0	122 à 128mm,0
— transverse.	120 ,0	115 à 122 ,0
— diagonal	135 ,0	135 ,0

2° PARTIE LA PLUS ÉTROITE.

Diamètre antéro-postérieur.	120 ,0	115 ,0
— bisciatique au transverse.	10 ,5	11 ,0
— diagonal	11 ,0	11 ,0

Quant au détroit inférieur, la perte accidentelle du coccyx s'oppose à ce qu'on puisse prendre le diamètre antéro-postérieur. Voici les autres dimensions :

Diamètre transverse.	10mm,5	10 à 11mm,0
— diagonal	11 ,0	11 ,0
— bisciatique	10 ,0	
Distance de la pointe du sacrum à l'épine sciatique droite.	7 ,0	
— gauche.	7 ,0	

On remarquera que, sauf la légère asymétrie que nous avons signalée, la conformation générale du canal osseux est à peu près normale et ne se serait nullement opposé à ce qu'un enfant à terme et de volume ordinaire pût le traverser sans grande difficulté. Contrairement à ce qui se produit chez un grand nombre de cyphotiques, la partie supérieure du bassin n'est pas évasée en entonnoir et le diamètre transversal ne présente pas un rétrécissement notable.

En avant, la symphyse pubienne ne fait pas saillie; sa hauteur est de 32 millimètres. Les branches de l'arcade descendent sous un angle de 65° (au lieu de 90) jusqu'à 25 millimètres; à ce niveau, elles sont distantes de 32 millimètres. A partir de là, elles se renversent en dehors et continuent à diverger en formant un angle plus obtus pour venir se joindre aux tubérosités ischiatiques ; en cet endroit leur distance mesure près de 10 centimètres. Hauteur de l'arcade pubienne, 65 millimètres.

Les tubérosités ischiatiques regardent en arrière, en dedans et un peu en bas; leur distance est variable selon les points où on la mesure. Ainsi,

en avant elle est de   10 centimètres,

Dans la partie moyenne   12.5

En arrière   13.5

La direction et la forme des cavités cotyloïdes n'offrent rien de particulier, elles ne font pas saillie à l'intérieur et la distance des centres cotyloïdiens mesure 11 centimètres environ, comme dans un bassin normal.

Si maintenant on examine le bassin par sa face postérieure (en le supposant toujours placé dans sa position naturelle), voici ce que l'on remarque :

Entre l'apophyse épineuse de la dernière vertèbre lombaire et celle de la première sacrée, on trouve un vaste hiatus de forme quadrangulaire dans le fond duquel on aperçoit une surface osseuse, érodée et rugueuse, dirigée verticalement, et qu'on reconnaît être constituée par la face inférieure de la dernière vertèbre lombaire. Lorsqu'on relève un peu le bassin, l'œil plonge par-dessus cette surface dans l'intérieur du canal rachidien et en parcourt toute la longueur. Ce canal a donc subi, au niveau de cet hiatus, une inflexion brusque et qui peut être calculée approximativement. Pour cela il suffit de tirer deux lignes, l'une réunissant les apophyses épineuses des lombaires, l'autre tangente à la crête sacrée. Ces deux lignes viennent se couper à la hauteur de l'hiatus et forment là un angle qui peut être évalué à 105°.

Lorsqu'au contraire on abaisse le bassin et qu'on lui donne la position figurée dans la planche III, la face postérieure du corps de la première sacrée devient très-nettement visible. Rien de particulier quant au reste. Rappelons cependant la distance entre les épines iliaques postérieures et supérieures, qui est de 85 millimètres, et celle entre les épines iliaques postérieures et inférieures mesurant 102 millimètres.

2° *Os en particulier.*

Colonne vertébrale. — Pour peu que l'on examine le tronçon de colonne vertébrale qui a été conservé, on trouve immédiatement l'explication de l'affaissement considérable de cette colonne en avant. En effet, on ne compte à la partie antérieure que deux corps vertébraux (pl. II), tandis que postérieurement il existe trois apophyses épineuses (pl. III). Le corps de la dernière lombaire a disparu, sinon en totalité, du moins en majeure partie ; il n'en reste plus qu'une lame excessivement mince en avant, épaisse en arrière de moins d'un centimètre, et insérée en forme de *coin* entre la quatrième lombaire et la première sacrée. La face supérieure de cette lame est lisse et évidemment constituée par la face supérieure du corps vertébral (pl. V, fig. 3) ; la face inférieure paraît inégale, bosselée, rugueuse et comme criblée de petites ouvertures (pl. V, fig. 1). Dans la position normale du bassin, cette face inférieure est verticale et s'aperçoit très-bien, ainsi que nous l'avons dit, par l'espace quadrangulaire signalé. En avant, cette lame se trouve recouverte et dépassée par le corps de la quatrième lombaire ; elle repose par sa face inférieure sur la base du sacrum, ce qui n'a pas lieu en arrière, où elle s'en écarte d'une distance d'environ 2 centimètres.

Les apophyses transverses (pl. V, fig. 3) sont courtes, massives, de forme conique, à base très-large ; celle du côté droit est moins volumineuse et semble située sur un plan moins élevé que celle de gauche. Toutes deux sont encroûtées, principalement en arrière, de dépôts ostéophytiques très-durs et comme réticulés. Cet encroûtement se prolonge jusque sur la face externe des apophyses articulaires supérieures.

Les facettes articulaires des apophyses inférieures de cette vertèbre ne sont pas en contact immédiat avec celles de la première sacrée, elles s'en écartent au contraire d'une manière notable, surtout en arrière, ce qui permet d'apercevoir leur surface rugueuse, déformée, très-irrégulière et parsemée de crêtes osseuses et de petites saillies qu'il faut également considérer comme des productions ostéophytiques (pl. V, fig. 1).

Quant aux apophyses supérieures, leurs facettes articulaires sont lisses, bien qu'encroûtées sur les bords, et se trouvent en contact avec celles des apophyses articulaires inférieures de la quatrième lombaire. On constate également que leur surface non articulaire est déformée par les dépôts osseux qui s'y sont produits.

L'apophyse épineuse et les lames qui la rattachent au reste de la vertèbre, sont normalement conformées. Mais ce qu'il y a d'anormal, c'est la direction tout à fait verticale que prend cette apophyse dans la position naturelle du bassin et qui résulte du mouvement de rotation en avant effectué par le rachis. C'est ainsi qu'elle s'est écartée de 35 millimètres de l'apophyse épineuse de la première sacrée ; cet écartement mesure la hauteur de l'hiatus sacro-lombaire dont il a été parlé et dont la face antérieure des lames, devenue inférieure, constitue la limite supérieure, tandis qu'il est limité latéralement par la face interne des apophyses inférieures de cette vertèbre et supérieures de la première sacrée.

Le corps de la quatrième vertèbre lombaire offre également des productions ostéophytiques, analogues à celles que nous avons décrites pour la précédente. Sa face antérieure est comme spongieuse et hérissée d'une foule de petites saillies osseuses enchevêtrées et de forme arrondie ; elle est excavée transversalement et sa forme se rapproche de celle d'un sablier. Ses dimensions sont les suivantes :

<pre>
Diamètre au niveau du bord inférieur. 5ᶜ,0
         —   de la partie médiane. . . . .   3 ,2
         —   du bord supérieur. . . . .   4 ,5
Hauteur du corps en avant . . . .   3 ,2
         —   en arrière. . . . .   3 ,0
Hauteur latérale gauche . . . . : . . .   31ᵐᵐ
         —   droite   31
</pre>

Son bord antérieur et inférieur repose directement sur la base du sacrum, qu'il déborde légèrement. Latéralement et en arrière, ce bord est très-inégal et présente des saillies osseuses aiguës et volumineuses (pl. 2). La face postérieure du corps est percée d'un grand nombre d'ouvertures de toutes dimensions; deux de ces ouvertures, situées dans la partie médiane, sont très-considérables et semblent donner accès dans une vaste cavité. Les apophyses transverses sont peu visibles ; elles ont été fracturées accidentellement et ne forment plus qu'une légère saillie un peu plus marquée à droite qu'à gauche.

Les apophyses articulaires supérieures et inférieures, sauf quelques petites saillies osseuses de même nature que celles déjà décrites, possèdent leur forme et leur direction habituelles. L'apophyse épineuse avec ses lames ne présente non plus rien de particulier.

L'examen de la vertèbre supérieure, qui est la troisième lombaire et la dernière conservée, donne lieu aux remarques suivantes. Les faces antérieure et latérale du corps semblent présenter quelques traces de végétations osseuses en voie de formation. Comme la précédente, elle a une forme en sablier très-marquée. En voici les dimensions :

<pre>
Hauteur en avant. 32ᵐᵐ
      —   en arrière. 31
      —   latérale droite 30
      —   —   gauche. 30
Diamètre au niveau du bord inférieur. . 46
      —   de la partie moyenne 32
      —   du bord supérieur   41
</pre>

Vers le milieu de la face postérieure de ce corps, on remarque une ouverture infundibuliforme de 8 millimètres de large sur 5 de hauteur, par laquelle on peut pénétrer assez loin dans l'épaisseur même du corps vertébral, qui semble ainsi intérieurement atteint.

Quant au reste de la vertèbre, il offre peu d'intérêt. L'apophyse transverse du côté droit est intacte ; celle du côté gauche a disparu en partie par suite d'une fracture accidentelle. Les tubercules apophysaires, les apophyses transverses et épineuses, bref, l'arc de la vertèbre tout entier, sont parfaitement normaux.

De tout ce qui précède, nous pouvons déduire, dès maintenant, qu'à un moment donné il s'est produit dans la région lombo-sacrée une altération osseuse qui a amené la destruction du corps de la première lombaire, et par suite, l'affaissement en avant de la colonne vertébrale. Ce mouvement ne s'est arrêté qu'au moment où la quatrième lombaire, arrivant en contact avec le bord antérieur du sacrum, est venue fournir un nouveau point d'appui au reste de la colonne. La présence de nombreux ostéophytes indique en outre que la nature était occupée d'un travail de consolidation, tel que celui qu'on voit dans les portions de la colonne vertébrale atteintes de mal vertébral de Pott, quand la destruction osseuse est arrêtée.

Sacrum. — Le sacrum porte dans toute sa partie supérieure et antérieure des traces évidentes de l'affection qui a entraîné la déformation de la colonne rachidienne. La saillie normale, constituée par la partie antérieure du corps de la première sacrée et concourant à former le promontoire, est effacée, de sorte qu'en cet endroit la base du sacrum se continue avec sa face antérieure par un rebord mousse sur lequel vient reposer le corps de la quatrième lombaire, ce qui donne jusqu'à un certain point et à un faible degré l'image d'une luxation en avant. La face supérieure de ce corps est assez profondément excavée ; les bords de l'excavation présentent des rugosités, des saillies et des enfoncements qui se continuent sur la face antérieure du sacrum jusqu'au niveau de la deuxième vertèbre sacrée inclusivement. Les mêmes altérations se remarquent en arrière sur les ailerons du sacrum, ainsi que sur les apophyses articulaires de la première sacrée dont les surfaces articulaires sont rugueuses et irrégulières, ressemblant en cela à celles avec lesquelles elles sont destinées à s'articuler.

Considéré dans son ensemble, le sacrum offre les particularités suivantes. Sa forme est à peu près celle d'un triangle à sommet arrondi ; il est composé de cinq vertèbres qui vont en diminuant progressivement de hauteur, et présente quatre paires de trous sacrés régulièrement espacés. Sa plus grande largeur se trouve au niveau du détroit supérieur. On a alors les chiffres suivants :

		NORMAL.
Largeur en suivant la courbure (arc)	14^c,0	12^c,8
Corde de l'arc	11 ,6	11 ,7
Flèche	1 ,5	2 ,8

On a ainsi la mesure de la concavité transversale qui est surtout déterminée par la saillie des ailes du sacrum, car un peu plus bas elle diminue considérablement. Bien plus, au niveau du troisième trou sacré antérieur, cette concavité se change en convexité facilement appréciable ; un objet plan repose alors sur la partie médiane, sans toucher aucun des bords latéraux qui semblent déjetés en arrière. Puis, à la hauteur des deux derniers trous sacrés, la concavité se reforme de nouveau.

La hauteur du sacrum, prise du milieu de son bord antérieur à sa pointe, paraît diminuée relativement à sa largeur ; elle n'est plus que de 8.3 centimètres au lieu de 11 à 12, hauteur normale. On serait tenté d'attribuer cette diminution à la perte de substance qu'a subie la première vertèbre sacrée, dont la hauteur ne mesure plus que 18 millimètres ; mais, en lui restituant les 7 ou 8 millimètres qu'elle peut avoir perdus, on n'arrive pas encore à la hauteur d'un sacrum ordinaire. D'un autre côté, la hauteur postérieure, prise du sommet de la première apophyse épineuse sacrée à la pointe de l'os, dépasse la limite habituelle : elle est de 9 centimètres au lieu de 8.6 centimètres.

Quelle explication donner de ces faits ? En examinant attentivement le sacrum, on se rend compte de ces différences. On reconnaît, en effet, qu'il est notablement aplati et que son épaisseur, mesurée d'avant en arrière de la base, a diminué de 15 millimètres (5 centimètres au lieu de 6.5). Il s'ensuit que la courbure longitudinale antérieure est moins marquée que de coutume; elle a diminué surtout en haut et ne commence guère qu'à partir du troisième corps sacré; d'ailleurs, la flèche de la corde sous-tendue n'atteint plus que 15 millimètres.

La face postérieure du sacrum est plate, ou du moins sa convexité est à peine marquée, sauf dans la partie tout à fait inférieure. Les apophyses épineuses sont peu distinctes et forment une crête continue creusée de quelques petites dépressions. Rien à noter pour le reste.

Les bords latéraux, très-épais à la partie supérieure, s'amincissent à mesure qu'ils descendent et deviennent tranchants au niveau de la dernière paire de trous sacrés. Dans ce trajet, ils décrivent une courbe en forme d'S; la partie supérieure de cette courbe regarde en dedans, la partie moyenne est déjetée en dehors et la partie inférieure regarde de nouveau en dedans et vient se réunir à angle obtus avec celle du côté opposé.

La pointe du sacrum est un peu moins étendue que d'ordinaire, elle se trouve située à égale distance des épines sciatiques, ce qui prouve que l'os n'a pas subi de déviation latérale.

Le coccyx est absent.

Quant à l'inclinaison du sacrum dans la position normale du bassin, nous avons vu qu'elle était de 45° sur l'horizon.

Os innominés. — Il n'existe plus trace de la soudure des différentes pièces qui constituent les os coxaux.

A première vue, il semble que l'un soit un peu plus développé que l'autre, et en effet l'os coxal gauche l'emporte sur le droit, si l'on en juge par les mesures suivantes:

	A GAUCHE.	A DROITE.
Distance directe de l'épine iliaque antérieure et supérieure à l'épine iliaque postérieure et supérieure	15ᶜ,5	15ᶜ,0
Même distance en suivant la crête.	25 ,0	24 ,0
Distance du sommet de la grande échancrure sciatique au point le plus élevé de la crête iliaque.	11 ,0	10 ,5
Distance de la symphyse pubienne à l'extrémité de la ligne innominée.	13 ,0	12 ,5
Distance de la symphyse à l'épine iliaque antérieure et supérieure . .	15 ,3	14 ,5
Distance de l'épine sciatique à l'épine iliaque postérieure et supérieure	13 ,7	13 ,0
Distance directe entre les deux épines iliaques inférieures.	9 ,6	9 ,2
Hauteur totale de l'os.	20 ,5	20 ,0

Les fosses iliaques sont assez profondément excavées, celle de gauche l'est un peu plus que celle de droite. Chaque os est grêle et transparent dans le point le plus profond de la fosse. La forme en S des crêtes iliaques est conservée. Rien de particulier à noter au niveau des symphyses sacro-iliaques.

Les corps des pubis sont très-épais en leur milieu et les épines pubiennes très-développées. La crête des pubis est tranchante jusqu'à la hauteur de l'éminence iléo-pectinée; des deux éminences, celle de gauche est encore un peu plus marquée que celle de droite.

Quant aux ischions, nous avons vu que les tubérosités regardent en arrière, en dedans et un peu en bas. Leur distance est à peu près normale.

Pour résumer en quelques lignes notre description, nous dirons que dans ce bassin les différents diamètres, soit du détroit supérieur, soit de la cavité pelvienne, soit du détroit inférieur, se rapprochent sensiblement de la norme et n'auraient opposé aucun obstacle à l'expulsion d'un enfant à terme et de volume ordinaire. L'obstacle à l'accouchement ne pouvait donc exister qu'au-dessus du détroit supérieur où le diamètre antéro-postérieur se trouve singulièrement rétréci par suite de l'inclinaison du rachis.

OBSERVATION II

Les descriptions d'anomalies de conformation semblables à celle dont nous venons de tracer les caractères sont peu nombreuses, ce qui n'étonnera pas si l'on songe à la rareté même de cette variété de lésion, et surtout au profond oubli où elle n'a cessé d'être plongée jusqu'à présent. Dans le cours de nos recherches bibliographiques, nous avons cependant découvert deux observations relatives à notre cas. La première remonte à l'année 1833, époque à laquelle Belloc la publia dans les *Transactions médicales* (t. XIII, p. 285), sous le titre de : *Vice de conformation, grossesse, opération césarienne.* Dans cette observation, l'auteur entre dans de nombreux détails concernant la manière dont il a été procédé à l'accouchement et qui n'ont aucune importance quant à la cause qui a nécessité les manœuvres employées. Nous avons cherché à les élaguer pour ne pas fatiguer l'attention et mieux faire ressortir ce qu'il y a d'important dans l'observation relativement au sujet que nous traitons.

Cyphose angulaire sacro-vertébrale (pelvis obtecta) par carie de la 5e vertèbre lombaire. — Opération césarienne. — Enfant vivant. — Mort de la mère.

La femme Mignot, qui fait le sujet de l'observation de Belloc, était âgée de 40 ans quand elle devint enceinte pour la huitième fois.

Depuis soixante heures environ elle ressentait les douleurs de l'enfantement, lorsque son médecin, inquiet de la longueur et de l'inutilité du travail, fit appeler trois confrères parmi lesquels Belloc. Ils apprirent que des sept grossesses antérieures, une seule, la troisième, avait donné lieu à la naissance d'un enfant vivant ; deux autres, la cinquième et la sixième, s'étaient terminées dans le courant du troisième mois par des fausses couches ; aucune n'avait eu lieu spontanément. Les quatre premiers accouchements avaient nécessité l'emploi du forceps, et le septième avait présenté les plus grandes difficultés ; on n'avait pu délivrer la femme qu'en pratiquant la version du fœtus mort et la perforation, la tête venant la dernière. On avait donc tout lieu de croire que le huitième accouchement ne serait pas moins difficile que les précédents, et le commencement du travail indiquait que les craintes n'étaient pas sans fondement.

La malade, ainsi que nous l'avons dit, se trouvait alitée depuis plusieurs jours. Son état général était assez satisfaisant et elle conservait dans les instants de répit que lui laissaient les douleurs, beaucoup de tranquillité d'esprit et même de la gaîté.

Dans l'examen de la malade, la première chose qu'on remarqua fut qu'elle avait la tête et la partie supérieure du tronc maintenues par des oreillers *à un niveau bien supérieur à celui du bassin,* et Belloc appuie particulièrement sur cette circonstance dont il se propose de fournir plus tard l'explication.

Le ventre pendait en besace sur les cuisses et cachait entièrement les parties génitales; l'ombilic, placé à la partie inférieure de cette sorte de tumeur, reposait sur les cuisses quand la malade était assise.

Ici il existe une lacune dans l'observation : il n'est question en aucune façon de la difformité du corps, de l'inclinaison de la colonne vertébrale sur le bassin, du défaut de développement et d'inclinaison de celui-ci. Mais poursuivons...

Quoique la grossesse ne fût alors qu'au huitième mois, tout indiquait d'une manière positive que le travail était commencé. Pouvait-il s'effectuer spontanément ? Belloc répond par la négative, et pour cela il lui suffit, dit-il, de considérer la direction éminemment vicieuse de l'utérus et l'état d'amincissement des parois abdominales, sans parler de la difficulté des couches précédentes. En conséquence, les quatre médecins présents furent d'avis unanime qu'il fallait se hâter de terminer l'accouchement sans attendre l'épuisement complet de la malade.

Mais quel moyen employer dans ce but ? Le premier qui s'offrait naturellement à l'esprit consistait à rendre à l'utérus sa direction normale ; alors les contractions de cet organe eussent pu engager la tête fœtale dans le détroit supérieur, et rendre possible l'application du forceps. On dut cependant y renoncer, tellement étaient atroces les douleurs qu'occasionnait à la malade toute tentative de ce genre.

Devait-on essayer la version? Mais comment pratiquer cette opération dans un utérus dont tous les rapports étaient changés, et dont le col se trouvait plus élevé que le fond?

La symphyséotomie était tout aussi impossible, puisque l'abdomen recouvrait entièrement l'arcade pubienne et que tout essai de redressement faisait éprouver à la parturiente d'intolérables douleurs.

Restait pour unique ressource l'opération césarienne, qu'indiquaient d'ailleurs, selon Belloc, la position des parties et l'état des parois de l'abdomen qui semblaient vouloir s'ouvrir spontanément. Elle fut proposée à la malade, qui s'y décida avec peine, et pratiquée le lendemain seulement par Baudelocque (neveu).

L'incision fut faite le long de la ligne blanche, sur une étendue d'environ treize centimètres et demi; elle livra passage à un enfant vivant, mais peu développé et dans un état de langueur remarquable : il ne vécut, du reste, que dix-sept heures. L'écoulement de sang qui suivit, quoique abondant, ne fut cependant pas assez considérable pour constituer une complication. On procéda au pansement, après quoi la malade fut transportée dans son lit où elle expira quinze heures après l'opération.

Autopsie. — L'examen extérieur du cadavre ne révéla aucune trace de rachitisme; les membres, bien que très-grêles, ne paraissaient point déformés et n'offraient aucune courbure anormale.

La colonne vertébrale était très-droite depuis le sacrum jusqu'à l'occipital, et toute la difformité consistait dans la façon anormale dont cette colonne s'articulait avec le sacrum. Les parois abdominales se trouvaient réduites à un degré d'amincissement tel, qu'il était impossible d'y distinguer les fibres musculaires.

Toute la cavité pelvienne et une partie de l'abdomen étaient remplies de caillots de sang, ce qui fit penser que la malade était morte d'hémorrhagie. La matrice, médiocrement revenue sur elle-même, contenait dans son intérieur quelques caillots sanguins ; grâce à l'élongation considérable qu'avait subie le vagin, il était possible de lui restituer la position qu'elle occupait avant l'opération. Alors son fond de supérieur était devenu inférieur, et c'était sur lui, ainsi que sur la face postérieure, devenue antérieure, qu'avait porté l'incision. Par suite, la face antérieure était devenue postérieure et se trouvait appliquée au-devant de la symphyse des pubis. La vessie, couchée entre l'arcade pubienne et le vagin, était recouverte en haut par le col de l'utérus ; dans cette situation, l'ensemble du vagin et de la matrice ressemblait assez à une cornue.

On ne trouva rien de particulier dans les ovaires, non plus que dans les ligaments larges et ronds. Les reins et la rate étaient à l'état normal ; le tissu du foie ne présentait aucune altération, mais cet organe se trouvait refoulé jusque dans l'hypocondre gauche.

On n'ouvrit aucune des cavités splanchniques autre que l'abdomen.

Examen du bassin. — « Le bassin, dit Belloc, offre un mode de déformation dont je ne crois pas que les auteurs aient encore cité d'exemple.

« La colonne vertébrale *est soudée à angle droit sur la face antérieure du sacrum,* de sorte que quand la femme était assise, c'était la face postérieure de cet os qui reposait sur le plan de sustentation et non les tubérosités sciatiques qui alors étaient dirigées en avant et un peu en bas ; les extrémités des dernières fausses côtes n'étaient pas distantes de plus de deux centimètres (1) des épines iliaques.

« Si l'on remarque que, dans l'état naturel, le rachis forme avec la face antérieure du sacrum un angle saillant de 130 degrés environ, on verra qu'il a subi un changement de direction de 110 à 120 degrés, sans qu'aucune fonction ait été troublée, ce qui s'explique par la largeur considérable du canal rachidien comparativement au volume des nerfs qu'il contient dans cette région....

« La colonne vertébrale, soudée au sacrum de la manière qui a été indiquée et légèrement déviée à gauche, s'avance vers la symphyse des

---

(1) Nous avons réduit en centimètres les mesures de Belloc évaluées en pouces.

pubis, des branches horizontales desquelles elle croise la direction à peu près à angle droit ; elle n'est séparée de cette symphyse que par un espace de six centimètres et partage ainsi le détroit supérieur en deux parties inégales dont la droite est la plus grande. »

Se fondant sur cette direction anormale de la colonne vertébrale, l'auteur recherche quelle devait être l'attitude habituelle du corps de sa malade dans la station, et démontre la nécessité où elle se trouvait, dans le décubitus dorsal, de disposer, à l'aide de plusieurs oreillers, une sorte de plan incliné destiné à soutenir la partie postérieure du tronc.

Il passe ensuite à la mensuration du bassin. Pour le détroit supérieur, il ne signale qu'une différence de quelques millimètres entre les diamètres de son bassin et ceux d'un bassin normal. Ainsi :

Le diamètre antéro-postérieur mesure	11°,5
— transverse —	12 ,8
— oblique —	11 ,7

Mais il observe un raccourcissement notable du diamètre transversal du détroit inférieur qui, au lieu de 11 centimètres, ne mesure plus que 7 centimètres et demi, c'est-à-dire 3 centimètres et demi de moins qu'à l'état normal. La lésion primitive se trouvait donc compliquée, dans le cas de Belloc, de déformations consécutives.

Sa description anatomique terminée, l'auteur recherche quelles sont les causes auxquelles est dû ce vice de conformation. Il remarque que depuis le sacrum jusqu'à la vertèbre avec laquelle s'articule la dernière fausse côte, il n'*existe que quatre corps vertébraux*. Cependant la vertèbre avec laquelle s'articule la dernière côte offre la conformation exacte de la dernière dorsale, et d'ailleurs il existe à la partie postérieure du rachis *cinq apophyses épineuses* correspondant aux quatre corps de vertèbres. Belloc en conclut que : « primitivement il existait cinq vertèbres lombaires, mais que le corps de l'*une d'elles* a été détruit. »

Ainsi l'un des corps vertébraux lombaires a disparu, cela est certain ; mais lequel ? Le corps de la quatrième a été trouvé soudé *sur la face antérieure du sacrum;* par conséquent, *le corps de la cinquième était absent.* L'apophyse épineuse existait, puisqu'on en a compté cinq. Resterait à expliquer le mode de soudure de la quatrième lombaire sur la face antérieure du sacrum. Y avait-il luxation comme dans le bassin dit de Paderborn, et soudure consécutive, *spondylolisthesis,* en un mot? ou la quatrième lombaire était-elle soudée sur ce plan incliné en avant que formait la première vertèbre sacrée par suite d'usure de sa partie antéro-supérieure ?

Quoi qu'il en soit, voyons quelle cause Belloc assigne à cette destruction. On ne peut, d'après lui, l'attribuer au rachitisme ; l'examen de la malade, dont le corps n'offre aucun vestige de cette affection, éloigne tout d'abord cette supposition. Mais on lui apprit que la femme Mignot, très-droite jusqu'à l'âge de dix ans, avait fait à cette époque une chute suivie d'une maladie dont la déviation rachidienne avait été la conséquence. Se fondant d'autre part sur les lésions actuellement appréciables qui lui montrent la base du sacrum détruite en partie et coupée en biseau aux dépens de la face antérieure de cet os, face qui est rugueuse et qui présente des traces évidentes d'érosion ; considérant qu'il existe des aspérités sur les corps de la quatrième et de la troisième lombaire dont les apophyses articulaires sont synostosées, et qu'enfin le ligament vertébral antérieur et le périoste du sacrum étaient notablement épaissis au-devant des os qui offrent ces altérations ; il conclut qu'on ne pourra se refuser à admettre que la carie a été la seule cause de tous ces désordres. L'absence d'abcès par congestion, dit-il en terminant, n'est pas une preuve contre cette opinion, car on possède des exemples assez nombreux de faits analogues, soit que la résorption du tissu de l'os s'effectue sans formation de pus, soit que le pus sécrété se résorbe à mesure qu'il se forme.

Reste à étudier quelle devait être, en pareil cas, la marche de la grossesse et celle de l'accouchement.

Selon Belloc, l'obliquité ou plutôt l'*antéflexion* de l'utérus reconnaissait pour cause l'arrivée de cet organe au niveau des corps vertébraux qui, en lui présentant un plan incliné, le poussèrent en avant. La voussure du rachis n'est certainement pas sans influence sur l'antéflexion de l'utérus ;

mais ne faut-il pas aussi faire entrer en ligne de compte la diminution de capacité de la cavité abdominale qui n'offre plus à la matrice la place nécessaire à son développement ?

Cette obliquité est, du reste, la seule chose que signale l'auteur à propos de la grossesse ; il ne parle ni des fausses couches qui se sont produites et dont il aurait pu cependant donner une explication bien simple, ni des complications diverses qui peuvent surgir pendant la gestation et nécessiter l'intervention de l'art. Il se contente de remarquer que, grâce à la laxité des parois abdominales, cette obliquité ou plutôt ce renversement de l'utérus devait augmenter en raison du nombre des grossesses antérieures et de l'époque de la gestation. Ainsi s'expliquait, chez la malade, la forme en besace de l'abdomen dont les parois, distendues outre mesure par cinq grossesses successives, avaient perdu toute élasticité et se trouvaient réduites à une résistance purement passive.

Mais ce que Belloc a parfaitement saisi et retracé, c'est le mécanisme réel de l'accouchement. Il fait observer tout d'abord que, abstraction faite de la colonne vertébrale, l'expulsion pouvait avoir lieu sinon facilement, du moins sans de trop grandes difficultés, puisque le seul obstacle qu'elle aurait rencontré consistait dans le rétrécissement transversal du détroit inférieur, et que ce rétrécissement n'était point assez considérable pour s'opposer d'une manière absolue au passage du dernier enfant.

Le véritable obstacle était donc la *colonne vertébrale* qui partageait le détroit supérieur en deux moitiés latérales, dont aucune n'était suffisamment large pour permettre l'engagement du fœtus. La difficulté de cet engagement devait d'ailleurs aller en augmentant à chaque grossesse, par suite de l'antéflexion de plus en plus marquée de l'utérus, dont les contractions avaient pour résultat de pousser la tête non plus dans l'axe du détroit supérieur, mais contre la colonne vertébrale elle-même. Le travail ne pouvait donc avancer en aucune façon et l'expulsion spontanée du fœtus devenait d'une impossibilité absolue.

Cette observation, extrêmement longue et accompagnée de détails en partie superflus et de descriptions un peu décousues, n'en est pas moins très-intéressante. Ce qui ressort évidemment de sa lecture, c'est que :

1° Il y avait eu carie des vertèbres lombaires vers l'âge de dix ans ;

2° Qu'à la suite de cette carie le corps de la *cinquième lombaire* a complétement disparu, et que celui de la première sacrée a été entamé à sa partie antéro-supérieure ;

3° Que, par suite de cette destruction, la colonne vertébrale s'est inclinée fortement en avant et a couvert en grande partie le détroit supérieur du bassin ;

4° Qu'il y a eu guérison de la carie et formation de cals osseux qui ont réuni solidement les vertèbres entamées par la maladie, et notamment la quatrième lombaire avec la base du sacrum ;

5° Qu'il en est résulté une *cyphose angulaire ;*

6° Que la couverture du détroit supérieur par la colonne vertébrale qui a entraîné la cage thoracique a donné lieu à un rétrécissement singulier de la cavité abdominale qui a empêché la matrice de se développer dans cet espace et l'a forcée de se renverser sur les pubis et sur les cuisses ;

7° Qu'il a été trouvé impossible de débarrasser cette femme du produit de la conception autrement que par l'opération césarienne.

Il est certain que la disparition de la cinquième vertèbre lombaire et son effet sur le bassin de la femme Mignot ressemblent infiniment à ce que présente le bassin de notre première observation, et il n'est nullement probable qu'il y a eu luxation de la quatrième lombaire sur le sacrum (spondylolisthésis).

Ces conclusions, on peut facilement les tirer de l'observation de Belloc, quoiqu'il y manque une foule de *détails relatifs* aux antécédents de la personne qui en est le sujet et surtout sur la conformation générale de son squelette, sur la manière dont elle se tenait debout, marchait, etc.

OBSERVATION III

Dans les *Archives de Gynécologie* de Credé et Spiegelberg se trouve
une observation très-intéressante de cyphose angulaire rapportée par le
docteur Fehling, et qui a une grande analogie avec la précédente. Nous
allons la reproduire en substance :

**Cyphose sacro-vertébrale (pelvis obtecta) par destruction de la cinquième
vertèbre lombaire et de la première sacrée. — Opération césarienne. —
Enfant mort. — Mort de l'opérée.**

Il s'agit d'une femme de 28 ans, d'une taille primitivement très-élevée,
mais dont le tronc était tellement penché en avant par suite de l'inclinaison de la colonne vertébrale, que la tête ne dépassait pas le niveau du
bassin. Elle fut accouchée à Altenbourg, le 7 juin 1852, au moyen de
l'opération césarienne ; l'enfant était mort lorsqu'on en fit l'extraction, et
la mère succomba aux suites de l'opération. Ce sont là les seuls renseignements fournis sur l'origine du bassin dont le docteur Fehling a entrepris
la description après Credé, Schatz, etc.

Le bassin est d'une grandeur un peu supérieure à la moyenne. Ce qui
frappe à première vue, c'est l'obstruction du détroit supérieur par la colonne vertébrale. L'angle normal de 120 degrés, compris entre la région
lombaire et le plan du détroit supérieur, ne mesure plus, par suite de l'inclinaison vertébrale, que 15 degrés, de sorte que la portion de colonne
qui a été conservée s'élève à peine au-dessus de ce plan. Au lieu de l'angle
obtus de 130 degrés *ouvert en arrière*, on rencontre, à la réunion de
la dernière vertèbre lombaire et de la première sacrée, un angle obtus,
également de 130 à 140 degrés, mais *ouvert en avant*.

En plaçant le bassin dans sa direction normale, on n'aperçoit pas la
face antérieure du rachis, mais l'œil plonge directement dans le canal ver-

1. *Archiv. für Gynækologie,* redigirt von Credé und Spiegelberg, t. 4, p. 1. Berlin, 1872.

tébral, dont la direction est oblique de bas en haut, d'arrière en avant, et un peu de droite à gauche.

Le diamètre antéro-postérieur, pris du bord supérieur de la plus élevée des vertèbres qui restent à la symphyse, mesure 38 millimètres. Latéralement, la distance de cette même vertèbre à l'éminence iléo-pectinée mesure à droite 61 millimètres, à gauche 51.

Le tronçon de colonne vertébrale qui subsiste encore se compose en apparence de quatre vertèbres, et l'on voit immédiatement qu'il faut en attribuer l'affaissement à la disparition de plusieurs corps vertébraux. La hauteur des corps de ces quatre vertèbres augmente graduellement de haut en bas. Tandis que les deux supérieures ont une hauteur égale de chaque côté et ne présentent qu'une faible courbure, les deux inférieures sont tordues et déviées à gauche par une scoliose dont la convexité regarde du même côté. Par suite, la distance qui sépare l'une de l'autre les apophyses transverses est moindre du côté gauche que du côté droit.

Les corps des deux vertèbres supérieures présentent latéralement des fossettes articulaires derrière lesquelles se trouvent des apophyses transverses. Ce sont évidemment les deux dernières vertèbres dorsales.

Les deux vertèbres suivantes diffèrent de celles-ci par l'absence de fossettes articulaires et par la présence d'apophyses costiformes caractérisant les vertèbres lombaires. Comme vestige des trois dernières lombaires, on trouve à droite une surface osseuse inégale séparée de la partie contiguë du sacrum par un rebord tranchant, et formant latéralement une saillie irrégulière, tuberculeuse, unie aux trois dernières apophyses transverses du même côté. A gauche et à la partie postérieure seulement, se trouve une masse qu'il faut considérer comme le reste d'un corps de vertèbre, et qui se continue par deux lames osseuses avec les trois apophyses transverses.

La colonne vertébrale, examinée par sa face postérieure, est manifestement déviée à gauche dans sa partie supérieure. En outre, ses trois vertèbres supérieures ont subi une torsion de gauche à droite et d'avant en arrière autour de leur axe vertical. Une ligne passant par l'extrémité postérieure de toutes les vertèbres lombaires représenterait un segment de ligne courbe dont la convexité regarderait en arrière.

Il existe sept apophyses épineuses, dont les deux supérieures appartiennent aux deux dernières vertèbres dorsales, et les cinq inférieures aux vertèbres lombaires. L'apophyse épineuse de la première lombaire est unie à celle de la seconde par une masse osseuse inégale, rugueuse, qui comble jusqu'au niveau de leur sommet l'espace compris entre ces apophyses.

Les apophyses transverses des deux dorsales ont subi une altération pathologique qui les rend peu apparentes et méconnaissables. Les deux apophyses transverses de la cinquième lombaire ne présentent pas leurs caractères habituels et ont été transformées en une masse osseuse irrégulière, comprise entre la deuxième lombaire et le sacrum.

Les tubercules apophysaires de la première et de la deuxième lombaire ont une forme normale, mais ceux de la troisième présentent une augmentation de volume due à des tubérosités irrégulières dont la plus volumineuse est à droite.

Quant à l'articulation des vertèbres entre elles, à leur partie postérieure, elle n'existe, à proprement parler, qu'entre la onzième et la douzième. A mesure que l'on descend, on observe une synostose de plus en plus prononcée entre les facettes des apophyses articulaires. L'espace compris entre les différents arcs vertébraux est rempli, à partir de la première lombaire, par une masse osseuse sans forme déterminée qui se soude, comme nous l'avons dit plus haut, aux apophyses épineuses et articulaires de ces vertèbres.

On aperçoit cependant, au-dessous de l'apophyse épineuse de la troisième lombaire, une ouverture presque ronde pouvant livrer passage à un gros cathéter, et au-dessous de l'apophyse épineuse de la quatrième une autre ouverture plus grande, irrégulièrement quadrangulaire. Les trous intervertébraux ont leur forme et leur dimension normales jusqu'à la troisième lombaire, à partir de laquelle ils diminuent progressivement pour ne plus présenter, entre la cinquième lombaire et le sacrum, qu'une fente étroite dirigée transversalement.

Quant aux modifications du sacrum qui ont été la conséquence de la disparition des vertèbres, celle qui frappe à première vue est la prédominance, absolue comme relative, de la largeur sur la hauteur. Dans notre cas, le sacrum, au lieu de présenter sa plus grande largeur au niveau du bord supérieur du premier trou sacré, ne mesure à cette hauteur que 93 millimètres, tandis qu'au-dessous des premiers trous sacrés antérieurs il compte 125 millimètres de largeur. La concavité transversale de cet os est moindre qu'à l'état normal sur la ligne médiane, et n'a persisté que sur les parties latérales. La concavité longitudinale est également moindre que normalement, car l'angle formé par la réunion des parties supérieure et inférieure de l'os au niveau de la troisième sacrée, au lieu d'être de 105 à 115 degrés, mesure environ 135 degrés.

Le corps de la première vertèbre sacrée doit être considéré comme entièrement détruit; il en résulte que le bord inférieur de la deuxième lombaire s'est abaissé jusqu'au niveau du premier trou sacré gauche. Tout ce qui paraît exister du corps de la première fausse vertèbre consiste en un rebord osseux, rugueux, saillant, dirigé un peu en bas et à droite vers le bord interne et inférieur du trou sacré. La partie latérale gauche présente la hauteur habituelle; de son point le plus élevé au bord supérieur du premier trou sacré, il a une hauteur de 46 millimètres. La facette auriculaire ne présente rien de particulier. Par contre, à droite les restes des corps vertébraux détruits ont envahi toute la partie latérale de l'aile du sacrum, et c'est sur ce point seulement que se transmettait la pression du tronc. On trouve en outre, au niveau de l'articulation sacro-iliaque, une élévation et un renflement considérables; le rebord articulaire est déjeté et ne se rapproche pas de la facette articulaire de l'iliaque. Tandis que l'aile gauche du sacrum se continue insensiblement avec la fosse iliaque correspondante, à droite le rebord articulaire s'élève à un centimètre au moins au-dessus de la partie la plus profonde de la fosse iliaque et de l'aile contiguë du sacrum.

La forme du premier trou sacré gauche n'est pas modifiée; celle du côté droit est devenue plus ovalaire; son plus grand diamètre est transversal. Il est circonscrit supérieurement par une arête osseuse tranchante et séparée du second trou sacré par une seconde arête encore plus tranchante.

Les autres vertèbres sacrées ne présentent rien de particulier.

La face postérieure du sacrum est remarquable par le peu de courbure qu'elle offre dans les deux sens; à part quelques petites dépressions, on peut la considérer comme tout à fait plane. La crête sacrée est beaucoup moins saillante que d'ordinaire.

Le sacrum est presque soudé à l'arc de la dernière vertèbre lombaire; on peut distinguer cependant d'une manière très-nette les apophyses articulaires réunies l'une à l'autre par la synostose. On trouve à gauche de la ligne médiane, immédiatement au-dessous de l'apophyse épineuse de la dernière lombaire, une ouverture triangulaire que Fehling regarde comme analogue à l'hiatus sacralis et qu'il se refuse à considérer comme étant produite par une hydrorachis externe et latérale, par cette raison qu'elle trouve son explication beaucoup plus naturelle dans le déplacement des différentes pièces osseuses et les changements de rapport qui en sont la conséquence.

La courbure de la face postérieure du sacrum ne ressemble en rien à l'inflexion qui existe dans la région lombo-sacrée sur un bassin normal. Comme nous l'avons dit plus haut, une ligne réunissant les apophyses épineuses représenterait une courbe dont le point le plus élevé serait formé par l'apophyse épineuse de la deuxième lombaire qui aurait été sur le vivant le point d'intersection des deux côtés de la cyphose en arrière.

Les autres parties du bassin ne présentent que des lésions secondaires. Les fosses iliaques sont plus planes, principalement à droite; l'inclinaison des parois du petit bassin est plus marquée que de coutume; il en résulte que, malgré l'aplatissement des os du grand bassin, la cavité pelvienne affecte la forme en entonnoir. L'os iliaque gauche paraît plus développé que celui du côté droit; il en est de même de toute la moitié gauche du bassin. Remarquons encore que l'angle formé par l'écartement des pubis mesure 85 degrés, se rapprochant ainsi plutôt du type masculin. Des ischions à la crête pubienne, on compte 96 millimètres au (lieu de 88). La distance d'un ischion à l'autre ne mesure plus que 96 millimètres par suite de la rotation en dedans de la portion pelvienne de l'iliaque.

Distance entre les épines sciatiques : 84 millimètres (1).

La description que nous venons de résumer est extrêmement prolixe dans l'original. L'auteur allemand se perd dans une foule de petits détails complétement inutiles à l'intelligence de notre sujet et qui n'ont aucun rapport avec lui; ils peuvent tout au plus intéresser l'anatomo-pathologiste qui étudierait les désordres amenés par le mal de Pott et le mode de réparation employé par la nature.

Il est d'ailleurs bien difficile de dire quelles sont les modifications dans la conformation du bassin entier et de chacun de ses os qui résultent ou *peuvent résulter* de la carie des dernières vertèbres lombaires; cela dépend de l'intensité du mal, de son extension, de l'effet produit sur les os voisins par la suppuration, etc. Décrire chaque os et chaque portion d'os en particulier quant à sa forme, à ses dimensions, à son éloignement ou son rapprochement des parties voisines, ce sont, à notre sens, des *minuties* qui n'ont aucune application pratique. Il suffit d'indiquer les plus saillantes de ces modifications.

En résumé donc, la projection en avant de la colonne vertébrale a été dans ce cas, comme dans les deux précédents, la conséquence de la disparition plus ou moins rapide et plus ou moins complète de corps vertébraux lombaires, ainsi que du corps de la première sacrée dont les apophyses latérales et postérieures n'ont subi que des changements de position. La deuxième sacrée aurait également un peu diminué de hauteur par suite de la pression exercée sur elle par le poids du tronc. Les modifications apportées dans la forme du bassin, principalement dans sa partie droite, sont celles que détermine généralement la cyphose et eussent été

---

(1) Le docteur Fehling paraît n'avoir pas connu l'existence de l'observation de Belloc, sans cela il y aurait certainement fait allusion. Or le fait de Belloc présente un intérêt tout particulier par la description de l'accouchement et de ses suites, outre les résultats de l'autopsie faite peu de temps après la mort. Fehling a dû se borner, comme nous, à la description du bassin sec. Il n'a pu que mentionner que ce bassin appartenait à une personne qui avait été délivrée au moyen de l'opération césarienne.

probablement beaucoup plus prononcées si l'affection qui a donné lieu à ces lésions s'était produite à une époque où le bassin n'était pas encore arrivé à son entier développement.

Tableau résumant les principales dimensions des trois bassins précédemment décrits comparativement au bassin normal.

	BASSIN DE M. STOLTZ.	BASSIN DE BELLOC.	BASSIN DE FEHLING.	BASSIN NORMAL.
Angle formé par le rachis et la face antérieure du sacrum	125°	120°	130° à 140°	130°
	Ouvert en avant.			Ouvert en arrière.
Angle formé par le rachis et le plan du détroit supérieur	40°	25°	10° à 15°	145°
DÉTROIT SUPÉRIEUR.				
Diamètre antéro-postérieur *réel* . . .	7c,0	6c,0	8c,8	11c,0
— sacro-pubien.	11 ,0	11 ,5	»	11 ,0
— transverse.	13 ,5	12 ,8	»	13 ,5
— oblique	12 ,5	11 ,7	»	12 ,5
DÉTROIT INFÉRIEUR.				
Diamètre antéro-postérieur	12c,0	11c,25	»	11c,5
— transverse ou biischiatique.	12 ,5	7 ,5	9c,6	11 ,0
Distance des épines sciatiques. . . .	10 ,5	7 ,5	8 ,4	11 ,0
SACRUM.				
Hauteur en suivant la courbure (arc).	9c,0	»	6c,6	13 à 14c
Corde de l'arc.	8 ,5	»	5 ,5	11 à 12
Flèche	1 ,5	»	»	2 à 8

Ce tableau montre que l'angle formé par le rachis proprement dit avec la face antérieure du sacrum était de 40° dans le bassin de M. Stoltz, de 25° dans celui de Belloc et de 10° à 15° dans celui de Fehling. Ce dernier présentait par conséquent le plus grand obstacle au passage du fœtus. Cette différence provient de ce que dans le premier bassin il ne manquait que le corps de la dernière vertèbre lombaire; que, dans le second, la première fausse vertèbre du sacrum était en même temps fortement entamée, et que, dans le troisième, cette première fausse vertèbre avait disparu et que la seconde présentait même un certain degré d'usure.

On peut rattacher à plus d'un titre, aux deux observations que nous venons de transcrire, une autre qui fait le point de départ d'une thèse sur la gastrotomie, soutenue à Strasbourg, en 1855, par M. Aubenas. Il est en effet question d'une femme cyphotique qui a accouché quatre fois assez heureusement, mais qui, à la suite d'une cinquième grossesse, a eu une rupture du vagin avec passage du fœtus dans le ventre.

Nous en donnons un extrait assez détaillé pour faire comprendre le passage de la cyphose ordinaire à la cyphose sacro-vertébrale. Nous redressons à cette occasion quelques erreurs d'autopsie qui se sont glissées dans la description de la colonne vertébrale et qu'un examen plus attentif du squelette a fait découvrir.

Cyphose dorso-lombaire très-developpée par carie des trois dernières vertèbres dorsales et des trois premières lombaires. — Cinquième couche. — Passage du fœtus dans le péritoine. — Gastrotomie.

« Le 1er novembre 1854, à huit heures du matin, M. le docteur S... vint à la clinique d'accouchement de la Faculté de médecine demander l'admission d'une femme en travail, très-contrefaite, et chez laquelle on supposait que la matrice s'était rompue et que l'enfant avait passé dans la cavité péritonéale. Une demi-heure après, elle fut apportée sur un brancard.

« Nous apprîmes, dit M. Aubenas, qu'elle avait fait ses premières couches à la clinique en 1840, et le journal nous fit connaître les particularités suivantes :

« Marie Hund (c'était le nom de cette personne) avait, à cause de sa conformation extraordinaire, singulièrement préoccupé ceux qui la voyaient. Sa colonne vertébrale était courbée en avant sous un angle de 45 degrés environ, dans la région dorso-lombaire. Il en résultait une bosse (cyphose) en saillie arquée de la portion inférieure de la colonne vertébrale, légèrement déviée à gauche. Par suite de l'inclinaison considérable du thorax en avant, qui en était la conséquence, le rebord costal touchait la crête iliaque, et l'appendice xyphoïde n'était éloignée que de 15 centimètres de la symphyse pubienne. Le bassin était horizontal; mais, du reste, il paraissait bien conformé; il était même très-évasé à sa partie supérieure. Cette difformité du squelette ayant réduit la capacité du ventre au quart à peu près de l'état normal, la paroi abdominale formait un sac dans lequel les intestins étaient en grande partie renfermés. La matrice a dû se jeter en basculant par-dessus la crête pubienne, aussitôt que le fond s'était élevé au-dessus du détroit supérieur. En effet, l'utérus, avec le produit de la conception, était dans un état d'antéflexion complète et reposait sur les cuisses en retombant jusque près des genoux. »

Le premier accouchement, quelque peu laborieux, avait dû être terminé à l'aide du forceps. Les suites en furent heureuses, mais quand Marie Hund quitta l'établissement, on lui recommanda de ne plus s'exposer à devenir enceinte, attendu que sa conformation pourrait donner lieu à des accidents. Elle ne tint aucun compte de ce conseil, car elle fit encore trois couches, mais elle fut honteuse de se montrer à l'hôpital.

Devenue enceinte une cinquième fois et parvenue à terme, elle fit venir une sage-femme qui, très-effrayée de la conformation de sa nouvelle cliente et de la position de la matrice, fit appeler M. le docteur S...

« M. S..., instruit de ce qui s'était passé dans les couches précédentes et après l'avoir soigneusement examinée, crut devoir la délivrer sans retard au moyen du forceps. Il avait trouvé la tête très-avancée dans l'excavation et jugeait par conséquent l'opération facile. Au moment où il faisait avancer la branche gauche de l'instrument, il s'aperçut que la tête remontait dans le bassin. Effrayé de cette marche rétrograde de la tête fœtale, il retira aussitôt son instrument et renonça à l'opération. La patiente, qui avait beaucoup crié pendant les manœuvres de l'accoucheur, cessa de se plaindre et perdit connaissance. En réintroduisant une main dans le vagin, M. S... y trouva un paquet d'anses intestinales, signe pathognomonique d'une rupture de la matrice ou du vagin. Immédiatement après il vint nous prier de recevoir cette malheureuse à notre service. »

On pratiqua la gastrotomie à trois heures, et l'on fit l'extraction d'un enfant mort pesant 3,350 grammes. Le délivre fut enlevé cinq minutes après et l'on procéda au pansement.

Les premières vingt-quatre heures firent espérer un succès complet.
Mais alors arriva la réaction. La péritonite se développa rapidement, et
soixante-six heures après l'opération, la malade succombait.

« A l'*autopsie* on fut curieux de voir où s'était faite la rupture par où
l'enfant s'était échappé. Mais quel ne fut pas l'étonnement quand on vit
l'utérus bien contracté, globuleux et *tout à fait sain!* En le soulevant hors
du bassin, on aperçut une vaste déchirure du *vagin* dans son cul-de-sac
postérieur. Cette plaie, considérée du côté de la cavité péritonéale, était
transversale et assez large pour permettre le passage de la main. C'est
donc par cet endroit que le fœtus et ses annexes avaient passé dans le
ventre de la mère.

« Voulant ensuite constater la cause de la singulière conformation de
la fille Hund, on reconnut que cette cyphose si développée était le résultat
de l'usure du corps des *trois dernières vertèbres dorsales* et de *toutes les
lombaires.* Il ne restait de ces dernières que deux petites portions qui
avaient glissé latéralement l'une sur l'autre.

« L'angle sacro-vertébral était peu saillant parce que la première fausse
vertèbre du sacrum avait été un peu déjetée en arrière, de façon que la
saillie représentant ce promontoire se trouvait entre la première et la
seconde vertèbre sacrée et peu proéminente. Le grand bassin, ainsi que
cela avait été constaté pendant la vie, était très-évasé; le détroit supérieur
était large, mais l'inférieur un peu rétréci transversalement, et par conséquent dans l'arcade, par le rapprochement des tubérosités sciatiques. »

D'après la thèse de M. Aubenas, les corps de *toutes* les vertèbres lombaires
avaient disparu. C'est une erreur qui n'a pu être rectifiée que depuis la
publication de la thèse, après avoir examiné de plus près le squelette entier
de cette personne. Ce squelette, qui a été préparé et conservé par M. le
professeur Stoltz, existe au Musée d'anatomie pathologique de Strasbourg,
que la France a dû abandonner à ses vainqueurs en 1870.

Il résulte de l'examen de la partie inférieure de la colonne vertébrale
que les deux dernières vertèbres lombaires existent tout entières.

La cinquième est synostosée avec la première sacrée par la base de son corps. Ses apophyses transverses s'épanouissent en palettes ou en éventail. La *gauche* est plus large que la droite; elle est fusionnée avec l'aile du sacrum en bas, et avec la lèvre interne de la crête iliaque en dehors, de manière à figurer la continuation de celle-ci, dont elle n'est séparée que par un cinquième trou sacré. La droite, tout en s'élargissant également en queue d'aronde vers la crête iliaque et s'unissant à elle par synostose, conserve néanmoins sa forme près de l'arc et laisse au-dessous d'elle un large *hiatus* transversal qui la sépare parfaitement de l'aile du sacrum. Aussi voit-on, de ce côté, seulement *quatre* trous sacrés.

La quatrième lombaire existe également tout entière; son corps a glissé légèrement à gauche sur celui de la cinquième et se trouve légèrement incliné vers ce côté en même temps que légèrement arqué (concave en avant).

Les corps des trois premières vertèbres lombaires et ceux des trois dernières dorsales sont fondus; à leur place se trouve une substance osseuse éburnée, courbée en *arc* très-court. Les anneaux avec les épines forment la cyphose si remarquable dont il est question.

Ainsi que cela est indiqué dans l'observation, le grand bassin est très-évasé, c'est-à-dire: les os des îles larges et écartés, l'angle sacro-vertébral peu saillant, le détroit inférieur un peu étroit. Les mesures des diamètres du détroit supérieur et du détroit inférieur, prises exactement, en donneront une idée plus complète:

DÉTROIT SUPÉRIEUR.

Diamètre antéro-postérieur	11°,6
— transverse	12 ,6
— oblique	12 ,9

DÉTROIT INFÉRIEUR.

Diamètre antéro-postérieur	13°,6
— transverse	9 ,0
— oblique	10 ,06

Le bassin est aussi sensiblement plus profond (plus haut) qu'un bassin ordinaire; nous regrettons d'avoir oublié cette mensuration et d'autres encore, par exemple le degré d'inclinaison du bassin. L'ensemble, sans justement présenter un type de bassin cyphotique, s'en rapproche cependant considérablement.

D'après les résultats de l'autopsie indiqués dans la thèse de M. Aubenas, où il est dit que *tous les corps des vertèbres lombaires avaient disparu, qu'il n'en restait que* deux petites portions *qui avaient glissé latéralement l'une sur l'autre,* on pouvait supposer que ce cas était de ceux où la colonne vertébrale devait *couvrir* le bassin et donner lieu à ce que Kilian a appelé *pelvis obtecta.* Cependant il n'en était rien. L'absence de cyphose *angulaire* (il y a une cyphose *arquée*) et l'inclinaison antérieure plus que normale du bassin, auraient pu le faire deviner ; mais, à cette époque, la cyphose angulaire sacro-vertébrale n'était pas connue ; même l'étude de ce que l'on appelle aujourd'hui le bassin cyphotique était peu avancée.

Différence entre la cyphose sacro-vertébrale, la cyphose sacro-lombaire
et la luxation sacro-vertébrale (spondylolisthésis).

Il résulte de cette comparaison que la cyphose *sacro-vertébrale* avec *pelvis obtecta* se distingue surtout anatomiquement de la cyphose *dorso-lombaire* ou *lombo-sacrée* par la flexion angulaire de la colonne vertébrale sur le bassin, tandis que c'est une *courbure en arc* que forme la cyphose ordinaire ; que, dans la première, le bassin n'a pas subi de modification sensible dans sa forme et ses dimensions, tandis que dans le bassin cyphotique ordinaire, le bassin est plus long, le sacrum un peu redressé, l'angle sacro-vertébral moins saillant, la forme du détroit supérieur plus allongée d'avant en arrière, le détroit inférieur moins large transversalement, etc. ; et que, quant à l'inclinaison du détroit supérieur, elle devient plus ou moins horizontale dans la cyphose angulaire, tandis que dans la cyphose arquée elle s'éloigne au contraire de la ligne horizontale et devient plus inclinée.

Il est une autre déformation rachidienne qui, sous certains rapports, offre avec la cyphose angulaire plus d'un point d'analogie : c'est la *spondy-*

lolisthésis. L'histoire de cette singulière affection, esquissée en premier lieu par le professeur Kilian, de Bonn, a suscité, depuis, bien des controverses et a donné lieu à d'importants travaux, tels que ceux de Rokitansky, Breslau, Lambl, Billeter, etc. Nous allons en retracer les caractères les plus saillants et établir entre ces deux sortes de difformités une comparaison sinon nécessaire, du moins très-utile pour éviter qu'on ne les confonde.

La cause morbifique primitive est la même dans les deux cas : la carie vertébrale. Dans la cyphose angulaire la carie s'attaque, ainsi que nous l'avons vu, aux *corps vertébraux* mêmes, qui finissent par disparaître plus ou moins complétement; l'effet produit consiste en un *mouvement de bascule en avant* de la colonne vertébrale, mais sans déplacement, puisqu'elle reste solidement maintenue en arrière par ses moyens d'union habituels qui n'ont subi aucune altération.

La carie vient-elle à envahir non plus le corps, mais l'*arc* de la dernière vertèbre, il se produit dans les apophyses articulaires qui unissent la cinquième lombaire à la quatrième d'une part, et au sacrum de l'autre, une destruction analogue à la précédente et qui s'étend à l'appareil ligamenteux de la région. La base du rachis ne se trouve plus alors maintenue que par le disque intervertébral de l'articulation sacro-lombaire, et le poids du tronc agissant d'une manière continue, toutes les tractions viennent aboutir à ce disque qui, comprimé, tiraillé sans relâche, finit nécessairement par céder et se détruire au bout d'un temps plus ou moins long. Il en résulte alors, non plus un mouvement de bascule, mais un *glissement* progressif de toute la colonne rachidienne en avant, suivant le plan incliné que forme la face supérieure du premier corps sacré dépouillée de son disque intervertébral. A un moment donné, le glissement continuant, la face inférieure du corps vertébral en mouvement et suivi du reste de la colonne se trouvera en contact non plus avec la base du sacrum, mais avec sa face antérieure : il y aura alors luxation complète, spondylolisthésis, en un mot.

Telle est, selon nous, l'explication la plus simple et la plus naturelle du mécanisme de la luxation vertébrale, et celle qui fait rejeter bien loin la théorie de Lambl à ce sujet, c'est-à-dire la *préexistence d'une hydrorachis lombo-sacrée* et *l'intercalation d'une vertèbre supplémentaire incomplète* qui, agissant en guise de levier, amène la luxation des apophyses articulaires.

Sur quoi, en effet, se base l'auteur pour démontrer l'existence de l'hydrorachis ? Simplement sur la physionomie particulière et la grandeur inaccoutumée de l'hiatus lombo-sacré. Mais cet hiatus existe également sur le bassin normal ; seulement il est masqué par l'apophyse épineuse de la cinquième lombaire et par le ligament interépineux qui le recouvrent. Mais que la colonne vertébrale vienne à s'infléchir fortement, soit dans la spondylolisthésis, soit dans la cyphose angulaire, l'apophyse se déplace nécessairement avec le reste de la colonne, les ligaments, ramollis par le processus inflammatoire et distendus outre mesure, disparaissent et l'hiatus reste alors à découvert. On a ainsi une solution de continuité qui paraît d'autant plus vaste que le déplacement est plus considérable. Ce n'est donc point là une anomalie particulière à la spondylolisthésis ; nous l'avons d'ailleurs rencontrée dans le bassin de M. Stoltz et signalée dans notre description.

Quant à l'intercalation d'une vertèbre supplémentaire incomplète, elle n'existe pas davantage, et il est excessivement probable que Lambl a pris pour un rudiment de vertèbre une production ostéophytique analogue à celles que Fehling a décrites si complaisamment.

La question pathogénique ainsi tranchée, examinons quelles sont les conséquences anatomiques que l'on en peut déduire.

Dans l'un et l'autre cas, le bassin se trouve recouvert par la colonne vertébrale : il y a *pelvis obtecta*, selon l'expression de Kilian ; mais dans la luxation vertébrale, ce n'est plus une cyphose, c'est une *lordose* qui constitue l'obturation pelvienne. Autre distinction caractéristique : dans la cyphose angulaire, le promontoire, ainsi que nous l'avons vu, n'existe plus ; il est remplacé par un angle rentrant, tandis que dans la *spondylolisthésis* il y a, au contraire, exagération de l'angle sacro-vertébral par suite de l'énorme saillie que forment, au-devant du sacrum, les corps vertébraux intacts. C'est là une différence capitale qui suffit à elle seule pour empêcher qu'on ne confonde, même sur le vivant, ces deux vices de conformation. En effet, le toucher permettra toujours d'atteindre facilement les corps vertébraux luxés, le diamètre antéro-postérieur se trouvant *directement* raccourci, tandis que, dans notre cas, le raccourcissement n'est qu'*indirect*, et le diamètre sacro-pubien est, par suite de la destruction du sacrum dans sa partie antéro-supérieure, plutôt agrandi que diminué.

La lordose consécutive à la luxation vertébrale exerce sur la direction du bassin une influence exactement semblable à celle de la cyphose angulaire ; autrement dit, elle contribue à en diminuer notablement l'inclinaison. Cette identité d'action s'explique aisément si l'on considère que le poids du tronc transmis par le rachis agit, dans les deux cas, de la même manière, c'est-à-dire de haut en bas et d'avant en arrière. Ce redressement du bassin établit entre ces deux genres de déformation un nouveau point d'analogie.

Quant au mode de réparation employé par la nature, il est également uniforme et consiste en une soudure de la base du rachis sur le sacrum Mais le siége de cette soudure diffère selon qu'il s'agit de l'une ou de l'autre de ces deux affections. Dans la cyphose, elle s'opère entre les restes du corps vertébral détruit et la face supérieure du premier ou du second corps sacré, tandis que dans la spondylolisthésis c'est entre la face *inférieure* ou *postérieure* du corps de la dernière vertèbre et la face *antérieure* du sacrum qu'a lieu la synostose. Le cal osseux ainsi formé se trouve par la suite renforcé au moyen de dépôts ostéophytiques qui s'étendent dans tous les sens et restituent aux parties osseuses leur solidité primitive.

En somme, la comparaison de la cyphose angulaire avec la spondylolisthésis présente, à côté de quelques analogies, des différences essentielles. Elles ont, il est vrai, une origine commune qui est la carie vertébrale amenant la destruction partielle de la cinquième lombaire ; mais dans la première c'est le corps de l'os qui est atteint ; dans la seconde, c'est l'arc vertébral qui disparaît en partie. Dans les deux cas, il y a déviation rachidienne, mais cyphotique pour l'une et lordosique pour l'autre ; elle s'effectue d'un côté par un simple mouvement de bascule avec déplacement *relatif*, de l'autre par le glissement progressif avec déplacement de la *totalité* du rachis et luxation consécutive. Elle entraîne pour l'une l'efface-ment complet de l'angle sacro-vertébral, pour l'autre l'exagération de ce même angle; pour les deux le raccourcissement du diamètre antéro-pos-térieur. Elles se rapprochent d'ailleurs par la direction plus ou moins ho-rizontale du bassin et par la similitude du mode de réparation qu'emploie la nature.

Tels sont, en résumé, les principaux caractères différentiels qui ressor-tent de la comparaison que nous venons d'établir. Cependant nous devons ajouter que, vu la diversité et l'étendue des lésions qui, parfois, se pro-duisent, ces caractères sont loin d'être toujours aussi nettement tranchés. Il existe, en effet, des bassins offrant, pour ainsi dire, la transition entre la cyphose angulaire et la spondylolisthésis; et comme cette dernière est surtout connue, on les a tout naturellement classés dans la catégorie des bassins à luxation vertébrale. Nous relevons plusieurs de ces erreurs dans la partie historique de notre travail.

La confusion s'explique d'ailleurs parfaitement. Par suite de l'extension de la carie au sacrum, cet os peut subir, aux dépens de sa face antérieure, une perte de substance assez considérable pour en diminuer sensiblement l'épaisseur. La quatrième lombaire, qui peut n'avoir rien perdu de la sienne, venant à s'appliquer sur la base du sacrum, la déborde nécessaire-ment et empiète plus ou moins sur le bord antérieur, parfois même sur la face antérieure de l'os. A première vue, on est tenté de croire que la colonne rachidienne s'est déplacée *d'arrière en avant* et qu'il y a commen-cement de luxation, tandis qu'en réalité c'est le sacrum qui a diminué d'épaisseur *d'avant en arrière*. Notre bassin offrait, du reste, cette parti-cularité que nous n'avons eu garde d'omettre dans la description. Un examen quelque peu attentif suffira pour lever tous les doutes et faire reconnaître quel est le véritable caractère de la déformation.

RÉFLEXIONS

HISTORIQUES ET PRATIQUES

I

L'histoire de la cyphose angulaire sacro-vertébrale, au point de vue de l'obstruction pelvienne qui en est la conséquence et de son influence sur la gestation, est encore bien incomplète, et il suffit pour s'en convaincre de considérer combien sont rares les observations qui s'y rapportent. On s'est, il est vrai, beaucoup occupé, dans ces dernières années surtout, de la cyphose en général; mais la plupart des auteurs se sont bornés à décrire les déformations pelviennes consécutives à ce genre de déviation, sans paraître même soupçonner l'existence de celle qui nous occupe.

Il faut, pour rencontrer un cas de cyphose angulaire bien caractérisé, arriver jusqu'à Belloc qui, le premier, a reconnu d'une manière exacte la nature et le mécanisme de l'obstruction du détroit supérieur par l'inclinaison antérieure de la colonne vertébrale, et signalé dans une longue observation les obstacles qu'une lésion de ce genre peut apporter dans le travail de l'enfantement. Cette observation si intéressante, que nous avons reproduite dans ses parties principales, est aussi complète que possible : aspect général, lésions anatomiques et leurs conséquences, nature et genèse de ces lésions, cause réelle de la dystocie, tout, en un mot, a été parfaitement saisi par l'auteur; il n'y manque absolument qu'un titre moins vague.

L'observation de Belloc semble n'avoir pas eu beaucoup d'écho et n'avoir pas suffisamment attiré les regards des accoucheurs. Bientôt, d'ailleurs, leur attention se trouva détournée vers un autre point : Kilian découvrit la spondylolisthésis qui, offrant extérieurement avec notre cas un certain degré de ressemblance, pouvait prêter à la confusion; elle eut lieu, en effet, plus d'une fois, ainsi que nous le verrons.

Quoi qu'il en soit, les auteurs qui vinrent après Belloc, de même que ceux qui l'avaient précédé, s'attachèrent presque exclusivement à l'étude, soit de la spondylolisthésis, soit des déformations pelviennes des cyphotiques, et se préoccupèrent de l'inclinaison du rachis sur le bassin beaucoup moins que de celle du sacrum en avant ou en arrière. Ainsi, après Lambl (1), qui établit une distinction formelle entre les bassins viciés par spondylolisthésis et ceux dont la déformation est due à la cyphose par carie, on peut citer Litzmann (2), Neugebauer (3), Breisky (4), Moor (5), Hugenberger (6), et enfin Chantreuil (7), qui, dans ses travaux personnels, résume tout ce qui a été écrit avant lui sur la matière. Parmi les observations rapportées dans le cours de son travail, il s'en trouve un certain nombre, ayant trait à la carie des dernières vertèbres lombaires, dans lesquelles on n'a pas paru tenir suffisamment compte, à notre avis, du degré d'inclinaison rachidienne et de son influence. Il est à regretter que cette influence ait été à peu près complétement méconnue par les accoucheurs de notre époque, car l'étude attentive de certains des cas auxquels je fais allusion eût été à même, bien certainement, d'enrichir notre sujet de nouvelles remarques et de l'étayer sur des faits plus nombreux.

---

(1) *Scanzoni's Beitrage*; III. Band, Würzburg, 1857.
(2) *Die Formen des Beckens, insbes. des engen weibl. Beckens.* — Berlin, 1861 et 1864.
(3) *Monatsschrift für Geburtskunde.* — Oct. 1863.
(4) *Medizinische Jahrbücher*, Zeitschrift. I. Heft, Wien., 1865.
(5) *Das in Zürich befindliche kyphotisch querverengte Becken.* — Zurich, 1865.
(6) *Ein kyphotisch querverengtes Becken*, von Prof. Hugenberger. — Saint-Pétersbourg, 1868.
(7) Chantreuil : *Étude sur les déformations du bassin chez les cyphotiques.* — Paris, 1869.

Dans le cours de nos recherches bibliographiques, nous avons également rencontré quelques observations de provenance étrangère ayant trait, il est vrai, à la spondylolisthésis, mais dont le peu de clarté est loin de porter la conviction dans l'esprit. Parmi ces observations, nous citerons celles de Braun (1), de Birnbaum (2) et d'Olshausen (3).

L'intitulé de l'observation de Braun est ainsi conçu : *Intercalation d'un arc de vertèbre lombaire (spondyloparembole), cause nouvelle de déformation pelvienne. — Indication absolue de l'opération césarienne. — Hystérotomie.* — L'intercalation d'un arc vertébral nous a paru tout d'abord chose étonnante, et nous nous sommes immédiatement demandé si cette *spondyloparembole* n'était pas plutôt l'arc de la dernière lombaire dont le corps avait disparu par suite de carie, d'où serait résultée une cyphose angulaire. Cette dernière affection n'étant pas connue à l'époque où Braun publia son observation, on comprend facilement que l'auteur ait pu commettre l'erreur de classer la déformation qu'il avait sous les yeux parmi les cas de spondylolisthésis, avec lesquels elle offrait du reste un certain degré de ressemblance. La lecture de l'observation même eût peut-être fixé notre opinion à cet égard, mais il nous a été impossible de nous procurer le *Wiener medicinische Wochenschrift*, et nous avons dû nous contenter de poser simplement la question sans la résoudre.

Dans le bassin décrit par Birnbaum « les vertèbres avaient subi un *mouvement de bascule* d'arrière en avant qui représentait, dans une certaine mesure, la forme de transition vers une spondylolisthésis *vraie* (4). » Nous avons lu cette description avec toute l'attention possible, mais la pensée de l'auteur allemand est enveloppée de telles obscurités de langage, qu'elle échappe à la compréhension et qu'il nous a fallu renoncer à formuler une opinion bien arrêtée. Les deux figures qui accompagnent le

---

(1) Wien. : *Medic. Wochenssehr.*, n° 25, juin 1857.

(2) *Monatsschr. für Geburtsk.*, t. XXI, p. 340.

(3) Olshausen : *Neuer Fall von spondylolisthæsischem Becken* (*Monatsschr. für Geburtsk.*, t. XXIII, p. 190).

(4) Nægele et Grenser : *Traité des accouchements*, p. 461.

texte nous feraient toutefois pencher à croire qu'il s'agit réellement d'un cas de cyphose angulaire avec destruction partielle de la base du sacrum, et non d'un cas de spondylolisthésis plus ou moins *vraie.*

Mais où le doute n'est plus possible et où la méprise apparaît manifestement, c'est dans le cas cité par Olshausen. Nous extrayons de sa description un passage rapporté par Billeter (1) dans son travail sur la spondylolisthésis, et dont la lecture suffira pour rendre aux faits leur véritable signification.

« *Le corps de la dernière lombaire,* dit l'auteur, et *celui de la première vertèbre sacrée* ont été presque entièrement détruits par quelque processus morbide; et dès le début de la vie extra-utérine, *sinon pendant la vie fœtale, il s'est opéré une synostose entre les rudiments des deux corps vertébraux;* on observe en même temps la disparition de l'avant-dernier disque intervertébral. Les faibles restes des deux corps de vertèbres ont eu plus tard, dans la vie extra-utérine, à supporter la pression de la colonne vertébrale antéfléchie, et il en est résulté un peu de lordose de la région lombaire et un *commencement de luxation* de la colonne rachidienne. »

Il s'agit évidemment ici d'un cas analogue à celui de Belloc, et dans lequel la base du rachis est venue empiéter sur la face antérieure du sacrum par suite de la destruction de sa partie antéro-supérieure. Mais Olshausen ne pouvait songer à la *cyphose angulaire* qui lui était inconnue, et devait naturellement tomber dans la même erreur que Braun et Birnbaum. Nous comprenons également l'étonnement de Billeter qui, citant ce même passage dans sa dissertation inaugurale, déclare qu'il y a évidemment spondylolisthésis, mais trouve cette partie de la description d'Olshausen aussi obscure qu'inintelligible. L'auteur a simplement décrit les choses telles qu'il les voyait, et nous n'y trouvons, quant à nous, aucune obscurité.

Nous arrivons à Fehling, qui, en 1872, donna dans les *Archiv für Gynœ-*

---

(1) F. Billeter : *Ein neuer Fall von hochgradiger Spondylolisthesis des Beckens; Dissertation inaugurale.* — Zurich, 1862.

kologie (1) la description d'un bassin cyphotique par carie qu'il nomme
pelvis obtecta. Cette expression est celle dont Kilian s'est servi pour désigner les bassins à luxation vertébrale, et l'on peut se demander si Fehling
lui-même n'a pas cru avoir affaire à un cas de spondylolisthésis. Quelques
passages de son introduction nous le feraient d'ailleurs supposer. Ainsi il
trouve que le principal caractère de son bassin consiste dans une *lordose*,
et il ajoute que, « à l'époque où la Maternité de Leipzig hérita de ce bassin,
les caractères différentiels des déformations *cyphotique* et *spondylolisthé-
sique* n'étaient pas encore parfaitement établis, *ce qui le fit prendre pour
un bassin cyphotique* ». Ce n'est donc pas, selon lui, un bassin cyphotique;
mais qu'est-ce alors? L'embarras de l'auteur est visible. Après avoir rejeté
tout d'abord l'expression de cyphotique, qui ne peut s'appliquer à un bassin, la cyphose étant une saillie du rachis, il propose de lui substituer celle
de « *arthrocacique* », puis emploie pour désigner son bassin une longue
périphrase : « *Pelvis obtecta* résultant d'une arthrocace et d'une cyphose
lombo-sacrée », et finit par déclarer qu'il l'appellera néanmoins *cyphotique,* tout en lui préférant *arthrocacique.* Du reste, à part sa description
anatomique, qui, dégagée des superfluités, des redites et des obscurités
de langage qui l'encombrent, devient à peu près intelligible, l'auteur s'é-
gare dans des considérations tellement vagues, tellement contradictoires,
qu'on cherche en maints endroits le mot de l'énigme et qu'on se trouve
réduit aux conjectures les plus diverses.

Tels sont, en résumé, les faits qui peuvent servir à l'histoire de la cyphose
angulaire.

En parcourant les divers traités d'accouchement modernes, on voit que
pas un auteur ne décrit, parmi les causes de dystocie, et ne semble même
soupçonner la déformation toute particulière qui nous occupe. Ainsi
Lenoir (2) place dans la catégorie des déformations par *luxation spontanée*
le cas relaté par Belloc; il en reproduit l'observation presque tout entière

---

(1) *Archiv für Gynæk.* Band. IV, Heft I, p. ı.
(2) Lenoir, Sée et Tarnier : *Atlas complémentaire de tous les traités d'accouchement,* 1865. Gr. in-8°.

dans son chapitre sur la spondylolisthésis et la rapproche de ce vice de
conformation, dans l'espérance qu'elle « tirera de ce rapprochement les
lumières qui lui ont manqué jusqu'ici et qui permettront de lui donner la
seule interprétation qui lui convienne dans l'état actuel de la science ».

Joulin tombe dans la même erreur; il fait allusion au cas de Belloc cité
par Lenoir, et le classe sans hésitation parmi les cas de spondylolisthésis.
Toutefois, il ajoute que « la lésion semblait due à une *destruction tuberculeuse* de la vertèbre », et il paraît ainsi s'être fait une idée juste touchant
la genèse de ce bassin et la cause déterminante de la déformation.

Dans la partie correspondante de l'ouvrage de Nægele, traduit et annoté
par M. Aubenas, nous trouvons une note (1) dans laquelle le traducteur
relève l'erreur commise par Lenoir et penche manifestement vers une opinion différente. « S'il est vrai, dit-il, que, dans son aspect général et dans
ses résultats, cette déformation se rapprochait beaucoup de celle que nous
venons d'étudier (spondylolisthésis), elle présentait une *différence essentielle*
au point de vue de la *lésion*. Non-seulement il n'existait aucune vertèbre
surnuméraire, mais le corps de la cinquième vertèbre lombaire manquait
absolument; de plus, l'histoire de la malade et les altérations nombreuses
qu'offraient les parties voisines de la soudure lombo-sacrée parlaient clai-
rement pour la préexistence d'une carie vertébrale. » Cette note est impor-
tante en ce sens qu'elle établit une distinction bien nette entre le cas de Belloc
et ceux de Kilian que l'on classait auparavant dans une même catégorie.

L'on chercherait en vain dans l'ouvrage de Cazeaux, dans celui de
Verrier et dans les autres traités les plus récents, une indication même
vague des obstacles apportés à l'accouchement par la flexion en avant de
la colonne vertébrale : chacun est muet sur ce point. Bien plus, quelques-
uns, tout en faisant allusion aux déformations pelviennes consécutives à la
cyphose, ajoutent que ces changements dans la forme et la direction du
bassin ne se produisent guère qu'à un âge avancé, et n'offrent par suite que
peu d'intérêt pour l'accoucheur. Mais c'est là une erreur que nous n'avons
pas mission de relever et dont Chantreuil a fait bonne justice.

____

(1) Nægele : ouvrage cité, p. 462.

II

. La courte esquisse historique que nous venons de tracer montre combien la cyphose angulaire est peu connue encore, et prouve la nécessité de
nouvelles recherches. Il nous reste à étudier d'une manière générale, en
nous basant sur les quelques observations qui précèdent, quelles sont les
lésions anatomiques qu'elle présente et quelle influence elle exerce sur la
marche de la grossesse et le travail de l'enfantement.

Anatomie et pathogénie. — L'étude anatomique de la cyphose angulaire présente à considérer non-seulement les lésions de la colonne rachidienne et les déformations pelviennes qui en sont le résultat, mais encore
les modifications non moins importantes que ces lésions diverses peuvent
entraîner, à l'époque de la gestation, soit dans l'utérus, soit dans le canal
vaginal.

a). Lésions de la colonne vertébrale. — La lésion principale, dans la
déformation qui nous occupe, consiste en une destruction plus ou moins
complète, par carie, de la partie antérieure de l'articulation sacro-lombaire
ou plutôt des pièces osseuses qui concourent à la former (corps de la cinquième lombaire, premier corps sacré), destruction qui a pour résultat
l'*effacement de l'angle sacro-vertébral*, et l'*inclinaison du rachis sur le plan
du détroit supérieur*. Le degré de cette inclinaison, ainsi que la forme de
la cyphose, varieront nécessairement selon le nombre des corps vertébraux
détruits et l'étendue de la destruction. Le dernier corps lombaire seul
vient-il à disparaître en même temps que la saillie antérieure du sacrum
formée par le premier corps sacré, il y a gibbosité à sommet pointu,
cyphose angulaire, en un mot; l'inclinaison du rachis peut alors atteindre
et même dépasser l'horizontale. (Observat. I et II.)

Si la destruction s'étend plus loin, si elle porte sur deux corps vertébraux consécutifs, ou plus encore (et le bassin décrit par Fehling peut
servir d'exemple), le sommet de l'angle s'arrondira quelque peu, il est vrai;
mais, par contre, l'inclinaison vertébrale se prononcera davantage encore.

Le mécanisme de cette inclinaison est d'ailleurs facile à comprendre. Supposons que le corps de la cinquième lombaire soit atteint de carie : il s'y forme une cavité qui grandit de jour en jour, jusqu'au moment où le corps se trouve réduit à une simple coque osseuse. Il en aura probablement été ainsi, dans le bassin que nous avons décrit, pour la quatrième et la troisième lombaires qui offraient déjà, comme nous l'avons fait remarquer, une excavation centrale dans laquelle on pénétrait facilement.

Dans ces conditions, si un choc vient à se produire sur la région malade, ou si l'individu exécute quelque brusque mouvement ou se charge d'un fardeau qui ajoute à la pression normale du poids du tronc, la coque, comprimée entre les deux plans résistants constitués d'une part par le tronçon de colonne qui la surmonte, et par le sacrum d'autre part, s'affaisse subitement. Le bord antérieur de la quatrième lombaire, perdant ainsi son point d'appui et poussé par le poids du tronc tout entier, s'abaisse forcément jusqu'à la rencontre d'un nouveau point d'appui qui lui est fourni par la base du sacrum.

La carie vient-elle à se propager en même temps au corps de la première sacrée, le point d'appui sera reculé, et partant l'inclinaison vertébrale augmentera.

La quatrième lombaire est-elle atteinte à son tour? Nouveau degré d'inclinaison du segment supérieur jusqu'à ce que le bord inférieur de la troisième trouve un nouveau point d'appui. Et ainsi de suite. *Plus la vertèbre détruite sera inférieure, plus le bassin sera couvert.*

L'élasticité des ligaments postérieurs permettra certainement au rachis de suivre le mouvement d'ensemble ; mais les arcs des vertèbres, solidement maintenus par la résistance de ces mêmes ligaments, conservent, sauf un peu d'écartement, à peu près leurs rapports normaux. Il faut toutefois en excepter l'arc de la vertèbre cariée qui, entraîné par le reste de la colonne, exécute un mouvement de rotation de bas en haut, et dont l'apophyse épineuse remonte au point de devenir, d'horizontale qu'elle était, presque verticale. Ce déplacement est dû sans doute au relâchement ou à la destruction de l'appareil ligamenteux qui rattachait l'arc vertébral au sacrum ; .

il a pour résultat l'apparition de l'hiatus lombo-sacré qui a joué un si grand rôle dans l'histoire de la spondylolisthésis et dont nous avons parlé dans un précédent chapitre.

Tel est, en quelques mots, le mécanisme probable de la flexion vertébrale. Ce mode de production de la cyphose est certainement le plus simple, mais non le plus ordinaire. Il arrive bien plus souvent que le corps de la vertèbre, infiltré, ramolli, cède lentement sans se fracturer et disparaisse à la longue. En ce cas, l'inclinaison ne se produira que progressivement, et si la période de réparation arrive à temps, elle l'arrêtera dans sa marche.

La disparition des corps vertébraux n'est pas la seule lésion anatomique que l'on rencontre du côté de la colonne vertébrale. Par suite des efforts continus qu'exécute le cyphotique, dans le but de redresser le segment supérieur de sa colonne et de replacer sa tête dans la direction normale, il se produit, au bout d'un temps variable, une courbure à convexité antérieure ou lordose. Belloc signale ce fait quand il compare la marche de sa malade à celle d'un cerf. Dans le cas de Fehling, il existe également une lordose compensatrice mais peu marquée. Il en était probablement de même pour notre bassin, bien que la brièveté du segment de colonne ne nous ait pas permis de tirer à ce sujet des indications positives. Le rachis doit donc former une seconde courbure, mais en sens opposé à la première et portant, non plus sur une, deux ou trois vertèbres, mais sur un grand nombre à la fois, la hauteur postérieure de leur corps diminuant d'une part, tandis que les apophyses épineuses se rapprochent. Cette courbure est à long rayon et s'effectue principalement au niveau de la région dorsale ou cervicale ; elle n'influe pas, d'ailleurs, d'une manière sensible sur la direction du segment inférieur.

En même temps que la lordose, on remarque le plus souvent une déviation scoliotique principalement développée du côté gauche. Le point de départ en est facile à trouver. Si en effet la destruction du corps vertébral a été moins complète d'un côté que de l'autre, comme cela arrive ordinairement, ce qui reste de sa face supérieure sera plus élevé à gauche qu'à droite, ou à droite qu'à gauche, selon le cas. Par suite, elle affectera une direction plus ou moins oblique qui se transmettra forcément au tronçon de colonne appliqué sur elle.

Il faut encore noter les effets produits par le travail de réparation et de consolidation auquel se livre la nature, c'est-à-dire par les dépôts osseux qui s'effectuent au niveau des parties lésées : soudure des débris de la cinquième lombaire avec la face supérieure du sacrum ; réunion des apophyses épineuses et des lames, probablement par suite de l'ossification des ligaments intermédiaires ; encroûtement des saillies apophysaires ; synostose de quelques apophyses articulaires : tous effets concourant au même but, à savoir la consolidation de la colonne osseuse, dont la solidité se serait trouvée gravement compromise. Ici donc, comme partout ailleurs, au travail de destruction la nature fait succéder un travail de réparation qui remédie dans une certaine mesure aux lésions primitives.

b). Déformations pelviennes. — Les modifications imprimées au bassin par la cyphose, en général, n'ont dans le cas spécial qu'une importance très-secondaire, puisque le premier et principal obstacle siége à l'entrée du bassin et s'oppose à l'engagement de la partie fœtale. D'un autre côté, ces modifications n'ont pas toujours lieu. Nous nous contenterons donc d'en dire quelques mots en passant.

M. Chantreuil a fait de cette question une étude toute spéciale, et l'on peut résumer ainsi les effets qu'il a observés :

Rotation des fosses iliaques en dehors amenant l'élargissement du grand bassin et le rétrécissement du détroit inférieur (bassin en entonnoir);

Fosses iliaques moins creusées que d'ordinaire, ou tout à fait plates;

Diminution de volume du sacrum ; aplatissement de ses faces.

Mais ces modifications sont loin d'être toujours nettement accusées. Ainsi, sans sortir de nos trois observations, on voit que dans le cas cité par Belloc, il y avait effectivement rétrécissement du détroit inférieur, mais insuffisant pour s'opposer d'une manière absolue à la sortie de l'enfant ; de même, le bassin que nous avons décrit ne présente nullement la forme en entonnoir, et le diamètre transversal du détroit inférieur est plutôt au-dessus qu'au-dessous de la norme. L'existence de ces déformations et le degré du rétrécissement doivent nécessairement dépendre beaucoup des conditions différentes dans lesquelles s'est effectuée la cyphose, de l'âge auquel elle s'est développée, de l'affection qui en a été le point de départ, des complications qu'elle a pu rencontrer, et de mille autres circonstances; on ne peut donc à cet égard rien affirmer d'absolu. L'aplatissement du sacrum et l'espèce d'atrophie consécutive que subit cet os s'expliquent plus facilement si l'on considère qu'il est placé sous la dépendance directe de la colonne vertébrale et que les conditions d'équilibre et de transmission du poids du tronc se trouvent complétement modifiées.

Mais un caractère toujours constant, c'est la diminution d'inclinaison du bassin, dans lequel le plan du détroit supérieur, habituellement incliné de 60 degrés, tend à se rapprocher de l'horizontale. Nous allons chercher à expliquer ce fait.

La pression normale résultant du poids du tronc et transmise au sacrum par l'intermédiaire du rachis, s'exerce dans une direction légèrement oblique et peut se décomposer en deux forces, l'une perpendiculaire, l'autre parallèle à sa face supérieure. La première tend à entraîner le sacrum en arrière et en bas ; la seconde à le faire tourner en avant et en haut. Dans la cyphose sacro-vertébrale, la première composante subit une énorme diminution par suite de l'excessive obliquité du rachis ; la seconde composante se trouve, au contraire, augmentée par la même raison et par ce motif aussi que la carie ayant détruit le promontoire, cette force s'exerce directement sur la face antérieure du sacrum. Elle tend donc à repousser en bas et en arrière sa partie supérieure et, par suite, son extrémité se dirigera en haut et en avant, et l'os tout entier tendra à se rapprocher de la verticale.

Il faut également faire entrer en ligne de compte dans ce redressement les efforts d'accommodation auxquels se livrent les cyphotiques dans le but que nous avons indiqué, et qui sont suivis d'un double résultat. En effet, par suite de l'inclinaison du tronc en avant, le centre de gravité se déplace et l'équilibre devient impossible soit dans la marche, soit dans la station debout. La chute en avant ne peut être prévenue que par un point d'appui artificiel ou par le déplacement du centre de gravité en arrière; c'est ce déplacement que le cyphotique cherche instinctivement à produire par des efforts incessants qui amènent dans le bassin, au bout d'un temps variable, un mouvement de rotation d'arrière en avant, jusqu'à un certain point compensateur.

Le second effet produit est la lordose compensatrice dont nous avons parlé.

c). Conséquences de ces lésions. — Examinons maintenant quelles sont les conséquences de ces lésions, et quelle influence elles sont à même d'exercer sur la grossesse et l'accouchement.

Conséquences immédiates. — La première conséquence, et celle qui va constituer le principal obstacle à l'accouchement, consiste dans le rétrécissement du diamètre antéro-postérieur. Il ne peut plus être question ici, bien entendu, du diamètre sacro-pubien. Par suite du rapprochement de la colonne vertébrale, la véritable conjugata obstétricale doit être mesurée de la symphyse au point de la colonne vertébrale qui s'en rapproche le plus, car c'est en réalité un détroit de cette dimension que la tête aura à franchir. Or, ce diamètre se trouve considérablement restreint; ainsi, de 11 centimètres, il est réduit:

Dans le bassin de M. Stoltz, à . . . . . 70 millim.
Dans le bassin de Belloc, à . . . . . 67 —
Dans celui de Fehling, à . . . . . . 38 —

Nous allons voir quelles sont les conséquences de ce rétrécissement pour le développement de la grossesse et dans l'accouchement.

Conséquences pour la grossesse. — Dans les premiers temps de la grossesse, alors que l'utérus n'a pas encore dépassé le plan du détroit supérieur, rien d'anormal ne se produit. Mais à mesure que la grossesse avance, le développement de l'utérus ne se fait plus qu'avec une extrême difficulté. La capacité du ventre, en effet, se trouve considérablement réduite par suite de la déformation rachidienne. L'utérus, logé entre les fausses côtes et les crêtes iliaques dans un espace beaucoup trop restreint, comprime les organes voisins et est comprimé lui-même. Cependant il finit par atteindre la face antérieure, devenue inférieure, des vertèbres; mais, arrivé là, il ne peut déplacer la colonne osseuse qui lui offre une résistance insurmontable ; alors il se produit de deux choses l'une:

Ou bien son développement se trouve entravé par la compression qu'exerce sur son fond la colonne vertébrale, compression qui provoque fatalement l'expulsion prématurée de son contenu; et c'est là, je crois, l'explication que l'on peut donner des fausses couches qui se sont produites chez la malade de Belloc ;

Ou bien l'utérus continuera à se développer en se laissant diriger par la courbure lordosique que lui offre le rachis.

Dans cette dernière hypothèse, il arrive un moment où, son développement continuant, l'utérus doit chercher au dehors de la capacité du ventre l'espace qui lui fait défaut et devenir pour ainsi dire extra-abdominal. Mais alors, entraîné en bas par le poids de son contenu, il va céder peu à peu et subir une antéflexion d'autant plus facile à se produire que les grossesses antérieures auront été plus nombreuses et les parois du ventre plus dilatées. On s'explique ainsi comment la matrice, recouverte de la paroi abdominale de plus en plus amincie, vient pendre sur les cuisses de la femme après avoir basculé par-dessus les pubis.

La traction continue qu'exerce par son poids l'utérus antéfléchi et chargé du produit de la conception, a encore un autre résultat. Le canal vaginal est entraîné à son tour et subit nécessairement une élongation considérable. Répétée un certain nombre de fois ou poussée à un degré trop élevé, cette élongation peut être suivie, à un moment donné, des conséquences les plus graves. C'est ainsi que l'on voit, dans l'observation de M. Aubenas, une lésion de ce genre amener, au moment du travail, la rupture du canal vaginal et le passage consécutif du fœtus dans la cavité abdominale.

Les parois abdominales elles-mêmes, distendues outre mesure, peuvent subir un amincissement tel que leur rupture devient imminente si l'on ne se hâte d'intervenir, comme c'était le cas chez la femme Mignot.

Conséquences pour l'acouchement. — Supposons la grossesse arrivée à son terme, et examinons dans quelles conditions va s'accomplir le travail.

Dès que l'utérus commence à se contracter, on voit le ventre qui, auparavant, pendait en besace sur les cuisses, se relever avec force par une sorte d'érection qui se remarque en général chez les parturientes dont l'abdomen est pendant. Ces contractions ont pour but de rendre à l'utérus sa direction normale et de pousser le fœtus dans la direction du détroit supérieur, c'est-à-dire d'avant en arrière et de haut en bas. Mais ici commence la difficulté : le plan du détroit supérieur se trouve partagé en deux plans secondaires limitant des espaces à peu près égaux, mais de dimensions beaucoup trop restreintes, séparément, pour permettre au sommet de s'engager.

Cependant, si le degré d'inclinaison du rachis n'est pas trop considérable, ou si l'enfant n'a pas encore atteint tout son développement (ce qui, du reste, arrive la plupart du temps chez les cyphotiques), la tête, après quelques tâtonnements, pourra glisser d'avant en arrière par-dessus la symphyse pubienne, entre cette symphyse et la colonne vertébrale, et pénétrer dans l'excavation ; puis l'accouchement se terminer spontanément.

Ou bien, lorsque la colonne se sera surbaissée davantage et que l'engagement deviendra plus difficile, sans être impossible, l'accoucheur pourra saisir, à l'aide du forceps, la tête mobile au détroit supérieur et, par des tractions plus ou moins énergiques, parviendra à faire l'extraction de l'enfant. C'est ainsi que l'on peut comprendre comment les premières couches de la femme Mignot, plus ou moins difficiles du reste, avaient néanmoins pu avoir lieu avec le secours de cet instrument.

Mais quand la flexion vertébrale est arrivée à son maximum et que la distance comprise entre la colonne et les pubis a subi une diminution telle qu'elle ne permet plus l'engagement d'une tête même de petit volume, alors l'accouchement par les voies naturelles devient de toute impossibilité. Poussée par les contractions utérines, la tête viendra tantôt buter avec force contre la colonne osseuse, tantôt s'enclaver dans l'espace compris entre le rachis et les crêtes iliaques, mais sans pouvoir avancer aucu-

nement. La femme s'épuisera en efforts stériles, et de graves complications
ne tarderont pas à se manifester si l'accoucheur ne se hâte de mettre un
terme à cet état de choses ; or, il n'existe en ce cas qu'une seule et dernière ressource : l'opération césarienne.

Telles sont, au point de vue clinique, les conséquences de la cyphose
angulaire. Il nous reste à dire quels sont les signes auxquels on la recon-
naîtra pendant la vie, et quelles sont les indications que doit remplir le
praticien.

*A quels signes pourra-t-on reconnaître ce vice de conformation et à quelles
indications peut-il donner lieu?* — La cyphose angulaire ne laisse pas que
d'offrir de prime abord une certaine difficulté de diagnostic. La mensuration du bassin ne peut fournir à ce sujet aucun renseignement, et lorsque
le pelvimètre de l'accoucheur lui aura indiqué que les diamètres du
bassin auquel il a affaire sont à peu près normaux, trompé par l'apparence de bonne conformation qu'il présente, il sera naturellement disposé
à établir un pronostic beaucoup trop favorable.

D'un autre côté si avec l'inclinaison du rachis vient à coïncider un rétrécissement transversal du détroit inférieur, ce qui arrive assez fréquem-
ment, son attention se portera exclusivement sur ce rétrécissement et la
lésion principale sera ainsi masquée à ses yeux par une lésion secondaire.
Un examen plus approfondi est donc absolument nécessaire.

Les données fournies par l'attitude du corps dans les différentes posi-
tions qu'affecte la malade seront d'une certaine valeur. L'énorme inclinaison du tronc dans la station debout frappe tout d'abord les yeux. La partie
supérieure et principalement la tête sont, il est vrai, redressés jusqu'à
un certain point par la lordose compensatrice, mais la partie inférieure se
rapproche plus ou moins de l'horizontale. La marche est toute particulière
par suite du déplacement du centre de gravité, et la malade de Belloc est
un type du genre. « Elle marchait les jambes un peu fléchies, le tronc
fortement porté en avant, les épaules et les coudes en arrière, la tête dans
l'extension forcée, la face tournée en haut. » Ce sont là autant de signes
qui peuvent venir en aide au diagnostic.

C'est surtout l'examen attentif de la colonne vertébrale qui peut fournir les données les plus positives. En palpant attentivement la région lombaire, on reconnaît que l'espace compris entre les apophyses épineuses correspondant aux corps vertébraux détruits a notablement augmenté. Mais le signe pour ainsi dire pathognomonique sera la saillie que forme la cinquième apophyse épineuse qui, au lieu d'être en contact avec la première sacrée, s'en trouve considérablement distante et affecte une direction presque verticale : cette distance mesurait dans notre bassin près de 4 centimètres.

L'angle cyphotique formé par le sacrum et le rachis devra être mesuré afin de se rendre compte du degré d'inclinaison de la colonne. Il suffira pour cela de tirer deux lignes partant toutes deux du sommet de la dernière apophyse épineuse lombaire qui forme le sommet de l'angle, et passant l'une par la crête sacrée, l'autre par les apophyses épineuses lombaires. En mesurant l'écartement compris entre ces deux lignes, l'on a, à peu de chose près, l'angle que forme le sacrum avec la colonne rachidienne.

Si d'autre part on examine la symphyse pubienne, on reconnaît qu'au lieu d'être à peu près horizontale comme à l'état normal, elle s'est considérablement relevée par suite du redressement du bassin entier.

Le col utérin ne peut être atteint par le toucher, vu l'énorme antéflexion de l'organe entier et l'élongation du canal vaginal. L'utérus lui-même est, comme nous l'avons dit, pendant sur les cuisses; ce signe, bien qu'il ne soit pas particulier à la déformation qui nous occupe, possède néanmoins une certaine importance.

L'ensemble des signes que nous venons d'énumérer et la comparaison que nous avons établie précédemment entre la cyphose angulaire et les diverses affections qui s'en rapprochent le plus, permettront de fixer positivement le diagnostic et d'éviter toute confusion.

Que peut entreprendre l'homme de l'art en présence d'un vice de conformation de cette espèce ?

Quand la grossesse est arrivée à terme, quand le travail est imminent ou qu'il est commencé, l'indication est unique : ne pas laisser la mère s'épuiser en efforts qui ne doivent point aboutir et qui ne peuvent que compromettre son existence et celle de son enfant. Or, il n'existe qu'une seule manière de remplir cette indication. Il est de toute évidence que l'enfant ne pourra franchir l'obstacle que lui oppose la colonne vertébrale; par conséquent, l'application du forceps ne produira dans ce cas aucun résultat favorable et pourra même donner lieu à de graves accidents, tels que la déchirure des parois vaginales amincies. Nous en dirons tout autant du céphalotribe et autres instruments analogues, sans mettre en ligne de compte la difficulté de leur application au détroit supérieur.

Quand donc on sera bien persuadé de l'impossibilité où se trouve le fœtus de franchir le détroit supérieur, on devra pratiquer immédiatement l'hystérotomie, si toutefois les conditions sont favorables, et ne pas attendre que l'enfant soit mort et la mère sur le point de succomber.

Mais supposons que la femme vienne trouver l'accoucheur dans le cours de sa grossesse, et que ce dernier constate que l'accouchement ne pourra avoir lieu naturellement : à quoi se résoudra-t-il?

La première idée qui se présente à l'esprit est de provoquer l'expulsion prématurée du produit de la conception. Mais à quelle époque faut-il intervenir? Cette époque dépendra évidemment de la relation qui existe entre les diamètres du crâne fœtal aux différents mois, et l'intervalle compris entre les pubis et la colonne vertébrale, intervalle que doit franchir la tête. Or, d'une part, on sait que le grand diamètre transversal ou diamètre bipariétal mesure à peu près un nombre de centimètres égal au nombre des mois de grossesse. Autrement dit, ce diamètre compte :

À 6 mois	6ᶜ,0
À 6 — et demi.	6 ,5
À 7 —	7 ,0
À 7 — et demi.	7 ,5
À 8 —	8 ,0

ou à peu de chose près. On peut en outre compter sur une réductibilité d'un demi-centimètre. Il est donc très-important de connaître au juste la date de la grossesse.

D'autre part, on peut mesurer assez exactement le degré d'inclinaison du rachis et connaître par conséquent la longueur du diamètre antéro-postérieur réel. — Appuyé sur ces données, l'accoucheur pourra agir en temps opportun. A sept mois l'enfant est déjà viable et par conséquent l'accouchement prématuré ne peut soulever aucune objection. Mais supposons qu'il soit nécessaire d'interrompre la grossesse avant cette époque, en un mot que l'avortement soit indiqué. Que fera-t-on?

Nous ne discuterons point cette question si controversée, et nous nous bornerons à dire qu'en pareille occurrence, devant les résultats peu favorables de l'opération césarienne indiqués par la statistique, l'hésitation ne semble plus guère permise et les scrupules d'une conscience timorée paraissent hors de saison. D'ailleurs les complications de la grossesse résultant de la compression des organes voisins, pourront influer dans une certaine mesure sur la décision de l'accoucheur et le forcer à intervenir à une époque où l'enfant n'est pas encore viable, s'il ne veut s'exposer à perdre à la fois les deux êtres dont l'existence lui est confiée.

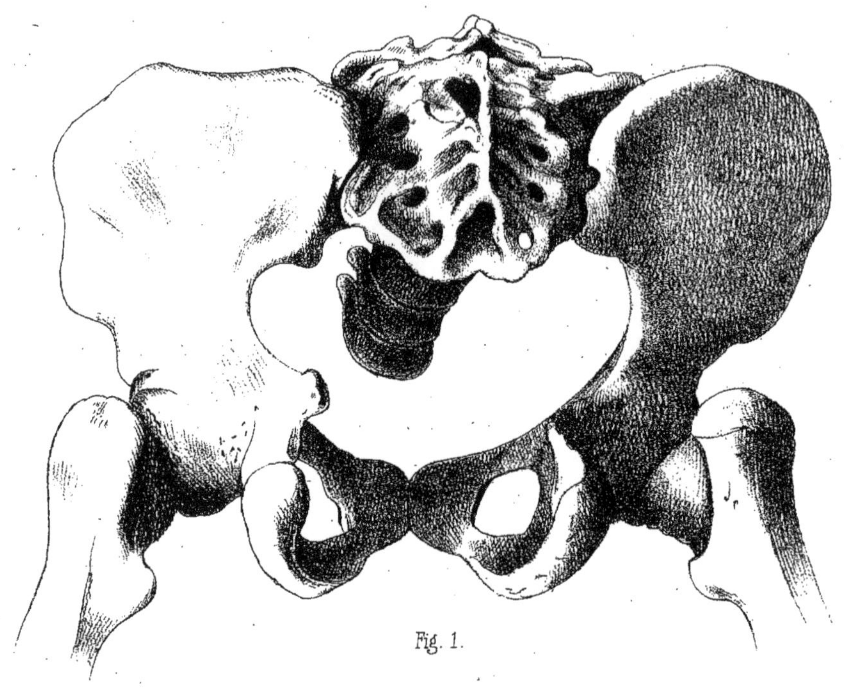

Fig. 1.

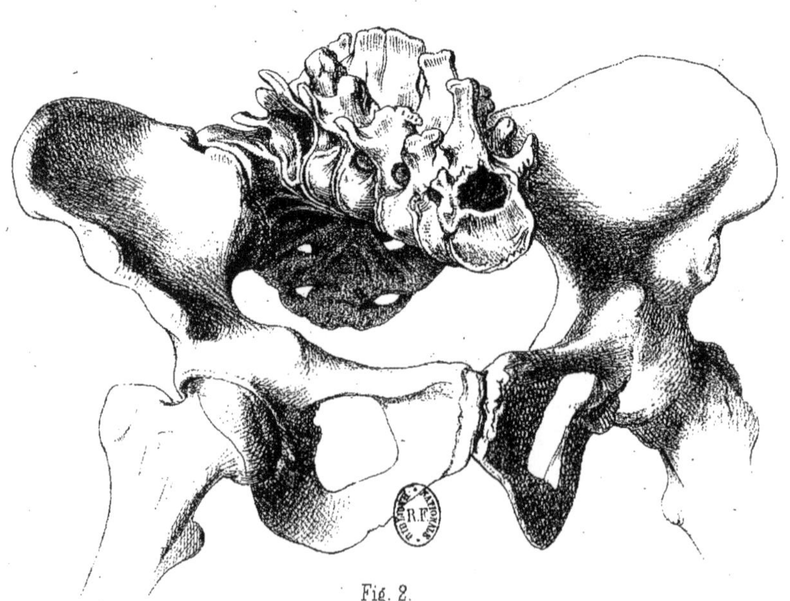

Fig. 2.

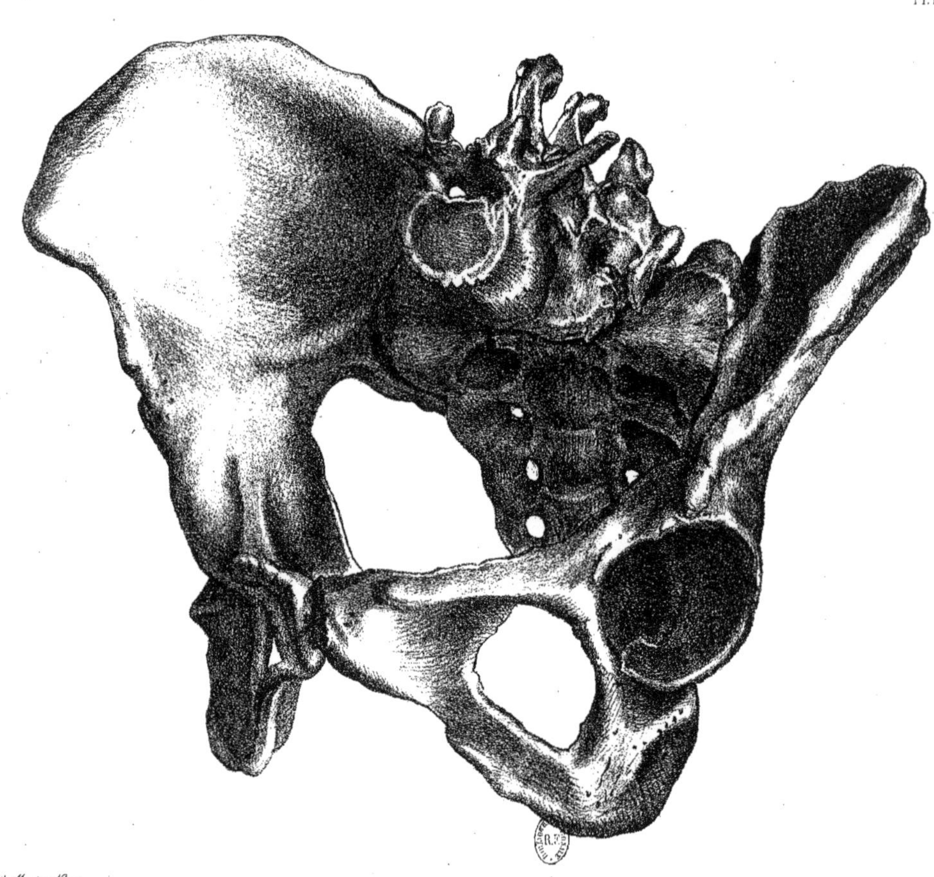
Lith. Munier, Nancy.
H. Didier ad nat. del.

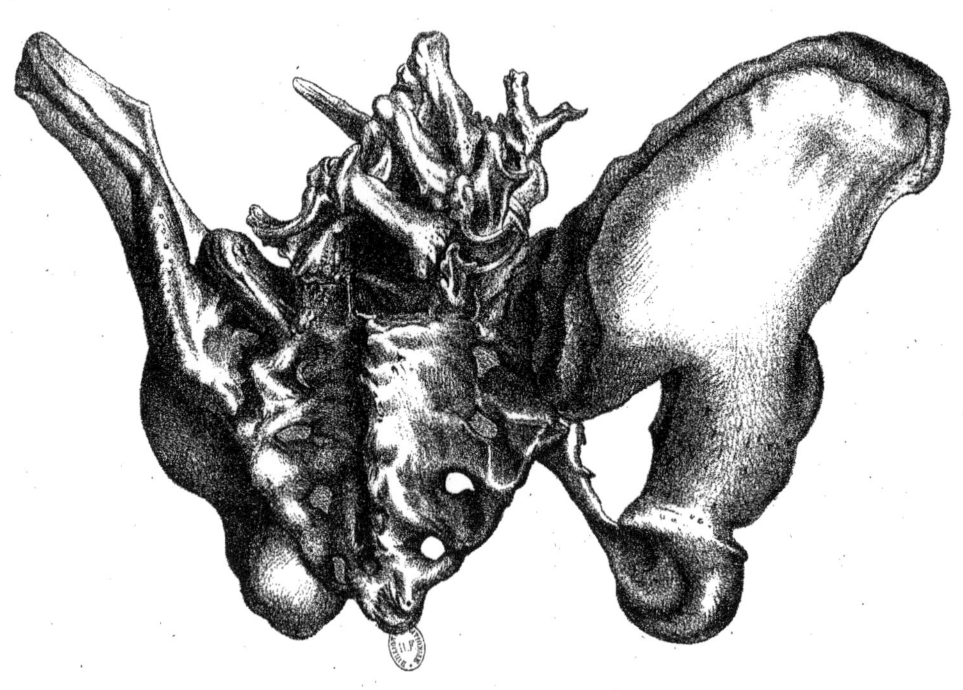

H. Didier ad nat. del.

Pl. IV.

Lith. Munier, Nancy. H. Didier ad. nat. del.

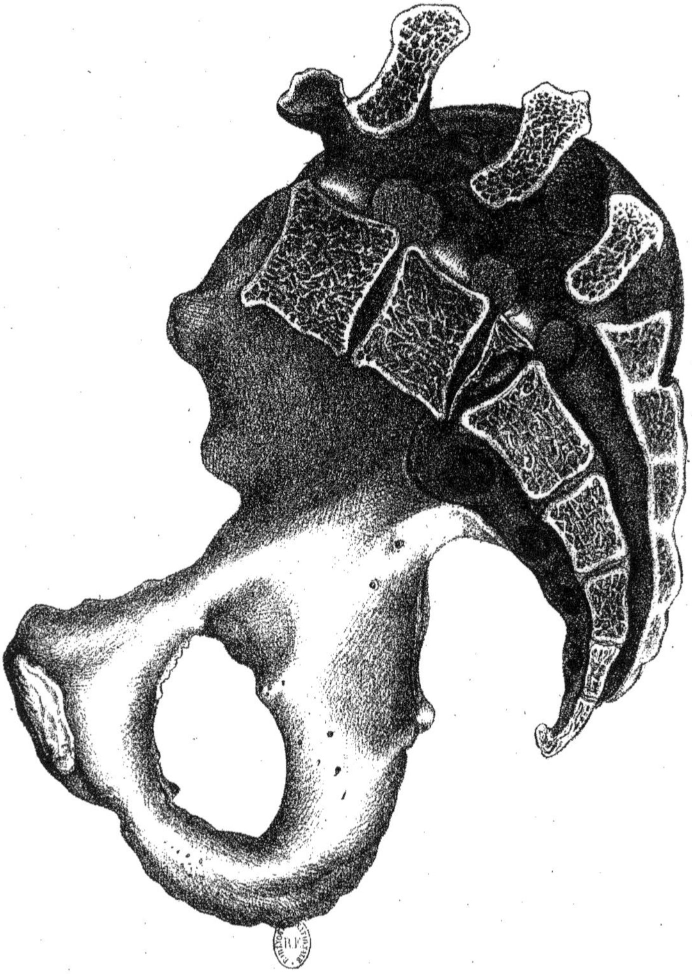

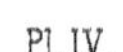

Fig. 1.

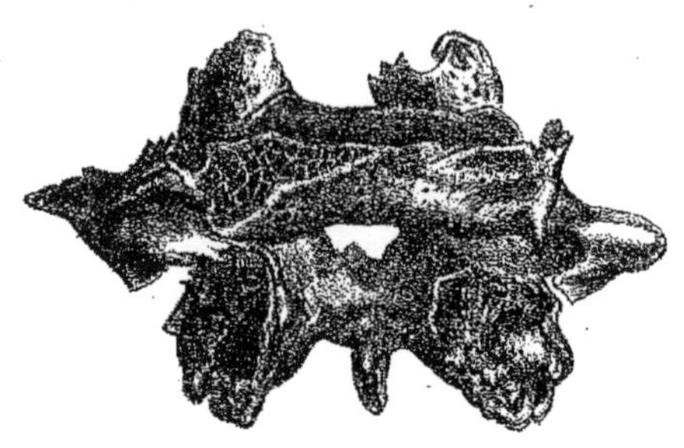

Fig. 2.

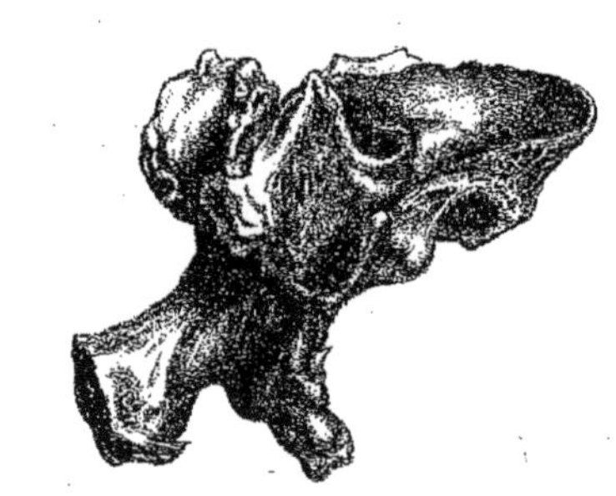

Fig. 3.

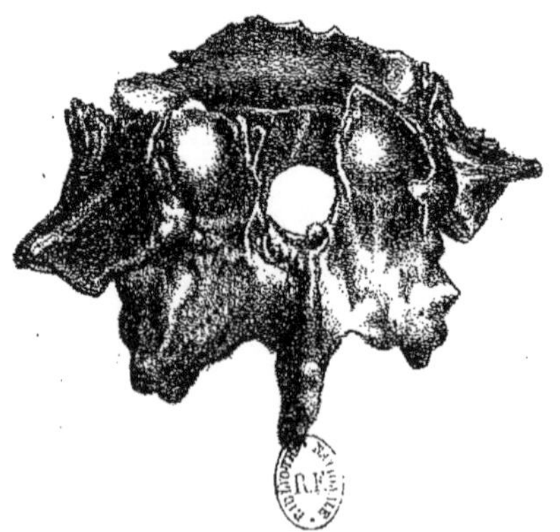

H. Didier ad. nat.

www.ingramcontent.com/pod-product-compliance
Ingram Content Group UK Ltd.
Pitfield, Milton Keynes, MK11 3LW, UK
UKHW020936120726
13693UKWH00003B/1372